Jorge Octavio Acosta Montes
Blanca Gladiana Beltrán Piña
Mariana Cardona Mejía

Exposiciones Ambientales Y Enfermedades No Transmisibles

Jorge Octavio Acosta Montes
Blanca Gladiana Beltrán Piña
Mariana Cardona Mejía

Exposiciones Ambientales Y Enfermedades No Transmisibles

Abordaje de los factores de riesgo ambientales y recomendaciones nutricionales

Editorial Académica Española

Imprint

Any brand names and product names mentioned in this book are subject to trademark, brand or patent protection and are trademarks or registered trademarks of their respective holders. The use of brand names, product names, common names, trade names, product descriptions etc. even without a particular marking in this work is in no way to be construed to mean that such names may be regarded as unrestricted in respect of trademark and brand protection legislation and could thus be used by anyone.

Cover image: www.ingimage.com

Publisher:
Editorial Académica Española
is a trademark of
Dodo Books Indian Ocean Ltd. and OmniScriptum S.R.L publishing group

120 High Road, East Finchley, London, N2 9ED, United Kingdom
Str. Armeneasca 28/1, office 1, Chisinau MD-2012, Republic of Moldova, Europe
Printed at: see last page
ISBN: 978-620-2-10802-7

EXPOSICIONES AMBIENTALES Y ENFERMEDADES NO TRANSMISIBLES

Abordaje de los factores de riesgo ambientales y recomendaciones nutricionales

Autores:

ACOSTA MONTES JORGE OCTAVIO

BELTRÁN PIÑA BLANCA GLADIANA

CARDONA MEJÍA MARIANA

ÍNDICE DE CONTENIDO

ÍNDICE DE FIGURAS

ÍNDICE DE TABLAS

CAPÍTULO I. RELACIÓN ENTRE SALUD Y AMBIENTE

Introducción

Mediante la investigación y la generación del conocimiento, podemos establecer si existe o no algún tipo de asociación entre un factor de riesgo en específico y la aparición de un determinado padecimiento/evento en salud, aunque es cierto que existen diversos contextos en los que la suspensión de la exposición hace claramente posible la disminución del riesgo para presentar el padecimiento asociado, también existen muchos otros bajo los cuales resulta casi imposible evitar estas exposiciones, dentro de este grupo, podemos encontrar a las múltiples exposiciones a nivel ambiental.

Un ejemplo claro de esto, es la contaminación atmosférica, todos de alguna manera tenemos contacto con ella día con día y se vuelve inevitable nuestra exposición, es decir, nadie puede hoy en día hablar de una exposición "cero" a lo que son algunos metales pesados y demás contaminantes altamente oxidantes que se encuentran en el aire, teniendo estos la capacidad de aumentar la incidencia de eventos en salud como complicaciones respiratorias (por ejemplo), lo que incide en un aumento a la par de las consultas hospitalarias que pueden traducirse como gastos considerables para el país y un aumento de la presión para el sistema de salud, tal y como se ha evidenciado en algunos países (Eckelman et al, 2018). Definitivamente, la salud ambiental es una de las áreas que hay que establecer como prioritarias, tanto para algunos efectos que suelen ser evidentes y hasta cierto punto lógicos, así como para aquellos mecanismos de daño que inciden en el aumento del riesgo para presentar enfermedades no transmisibles como la diabetes, hipertensión, eventos cardiovasculares, cáncer, entre otras.

Alrededor del mundo, la salud ambiental se vuelve un tema cada vez más serio e importante, ya que no solo abarca la manera en la que se administran los recursos naturales, sino que también integra el estudio de todas aquellas exposiciones que forman parte del ambiente dentro del cual se desarrolla el individuo, mismas que tienen la capacidad de mermar o quebrantar su estado de salud, partiendo desde el punto en el que estas pueden tener un origen físico, químico o biológico. Hace algunas décadas la salud ambiental se limitaba al cuidado del ambiente desde un punto de vista ecológico, sin embargo actualmente, se ha vuelto mucho más clara la relación entre la salud del ambiente y la salud del ser humano, siendo el principal interés del presente material bibliográfico, el abordaje de todos aquellos procesos salud enfermedad que tienen que ver con las enfermedades relacionadas con la alimentación y la nutrición, y que a su vez, pueden estar siendo potenciados por exposiciones de origen ambiental.

Derecho al Medio Ambiente

A lo largo de la historia, se han creado diversas medidas para proteger y garantizar los derechos humanos. Teniendo en cuenta que todo individuo por el "simple" hecho de ser un ser humano tiene de manera inherente una serie de derechos que deben de ser garantizados por el estado (entendido este como autoridad de gobierno), no podemos dejar de lado la garantía para que éste goce de un buen estado de salud y bienestar, por lo tanto, todas aquellas características del ambiente que comprometan su calidad de vida deben de ser mitigadas para poder hacer válido ese derecho.

El término de "Derecho al Medio Ambiente" engloba toda la serie de normas y principios bajo las cuales debe de regirse la humanidad para administrar los recursos naturales y el ambiente y de esta manera poder generar condiciones que le permitan disfrutar de una vida sana con un nivel de bienestar adecuado (CNDH, 2022). Tal vez hablar de esto suene a una utopía y definitivamente no todo se puede dar de manera inmediata, sin embargo, es de vital importancia establecer medidas que aseguren que se están llevando a cabo acciones que en algún momento puedan llegar a consumarse en la garantía total de poder hacer efectivo dicho derecho.

Si bien es cierto que pudiera parecer que ya llevamos camino recorrido en cuanto a la toma de medidas para mitigar el deterioro ambiental, estamos sufriendo sin lugar a duda las consecuencias de acciones que sucedieron hace muchísimas décadas, y por si no fuera poco, seguimos invirtiendo mucho más recurso financiero en mitigar precisamente todo el daño al ambiente en lugar de invertir para prevenir que se dé tal daño. Principios como "Quien Contamina Paga" (entre otras medidas poco efectivas y en las que se pone en duda la verdadera compensación del daño) son solo una manera más de "permitir" que se siga viendo con buenos ojos y con una clara atenuación de las consecuencias, el alarmante de hecho de la contaminación de aguas, suelos, aire, alimentos, entre otros. (Baker, 2013)

Es fundamental comenzar a ver la calidad de vida, a través de la salud del medio ambiente, como algo en lo que tiene que existir una participación de todas las personas que vivimos en él, cada quién desde su lugar y desde su cantidad de poder, pero será de más y mejores frutos si podemos generar una conciencia de cambio en la manera en la que llevamos a cabo nuestro día a día. No es novedad afirmar que el sistema capitalista y consumista en el que nos desenvolvemos, nos lleva a un ritmo de vida tal, en el que es más importante satisfacer necesidades inmediatas, generar riqueza y colocarnos en un estatus social "digno", que buscar acciones alineadas al desarrollo sustentable, que no solamente evite comprometer a las generaciones futuras, si no que le permita a nuestra propia generación a vivir en condiciones en las que gozar de una buena salud no se convierta en algo inalcanzable.

Resulta pertinente destacar, que desde 1995 se creó el *Programa Inter-organismos para la Gestión Racional de las Sustancias Químicas (IOMC),* mismo que fue establecido en 1995 por el *Programa de las Naciones Unidas para el Medio Ambiente* (PNUMA), la *Organización Internacional del Trabajo* (OIT), la

Organización de las Naciones Unidas para la Alimentación y Agricultura (FAO, por sus siglas en inglés), la OMS, la *Organización de las Naciones Unidas para el Desarrollo Industrial* (ONUDI) y la *Organización para la Cooperación y el Desarrollo Económico* (OCDE), a raíz de las recomendaciones formuladas en 1992 por la *Conferencia de las Naciones Unidas sobre el Medio Ambiente y el Desarrollo* con miras a reforzar la cooperación y aumentar la coordinación en el campo de la seguridad química.

En enero de 1998, *Instituto de las Naciones Unidas para Formación Profesional e Investigaciones* (UNITAR), por sus siglas en inglés) se unió oficialmente al IOMC como organización participante. El objetivo del IOMC consiste en fomentar la coordinación de las políticas y actividades de las organizaciones participantes, conjuntamente o por separado, con miras a la buena gestión de las sustancias químicas en relación con la salud humana y el medio ambiente. (PNUMA, 2002)

En concordancia con lo anterior, desde el año 2015 nuestro país se sumó a una lista de los 193 países que se comprometieron con la Organización de las Naciones Unidas (ONU) para hacer cumplir los Objetivos de Desarrollo Sostenible (ODS) durante los 15 años consecutivos. Los ODS incluyen 17 objetivos, 169 metas y 230 indicadores a nivel global, dentro de los cuales, se anidan metas que permiten garantizar la preservación de un óptimo estado de salud para todos los individuos, mismas que recaen principalmente en el Objetivo número 3: "Garantizar una vida sana y promover el bienestar en todas las edades", siendo importante resaltar que alrededor de este objetivo, no solo giran metas a corto plazo, sino que se visualiza como un elemento importante para lograr un verdadero desarrollo sostenible (ONU, 2015).

Límites Planetarios y Desarrollo

La resiliencia es definida por la Real Academia de la Lengua Española (RAE) como *"la capacidad de un material, mecanismo o sistema para recuperar su estado inicial cuando ha cesado la perturbación a la que había estado sometido"* (RAE, 2022), normalmente es común escucharlo en campos como la psicología, en donde a grosso modo, nos referimos con este término a la capacidad de un individuo para sobrellevar y recuperarse de situaciones complejas y difíciles a lo largo de su vida, sin embargo, la resiliencia no ha sido solamente estudiada como fenómeno en los seres humanos, sino que también, en las últimas décadas hemos visto cómo se ha acuñado este término a la capacidad de regeneración de la biosfera, que es justo el punto de partida de los límites planetarios.

Los límites planetarios están definidos como aquellos que "delimitan un ámbito de actividad seguro para los seres humanos respecto de la resiliencia de la biosfera y establecen la capacidad de esta para recuperarse de las perturbaciones (de origen mayormente antropogénico) y regresar a un estado de equilibrio (Rockstrom, 2009), por lo tanto, contribuyen a estimar la explotación de los recursos naturales y sus consecuencias en 9 áreas importantes de estudio, como lo son: Cambio Climático; Entidades Nuevas; Agotamiento del Ozono Estratosférico; Carga de Aerosoles; Acidificación de los Océanos; Ciclos del Fósforo y Nitrógeno; Uso de Agua Dulce; Cambios en el Sistema de Tierras; Integridad de la Biosfera. Estos nueve límites y su capacidad de resiliencia se muestran a continuación, con un color rojo los que son considerados rebasados e irreversibles, los que se encuentran en amarillo se encuentran en un nivel precautorio, mientras que el verde, muestra un nivel aún seguro.

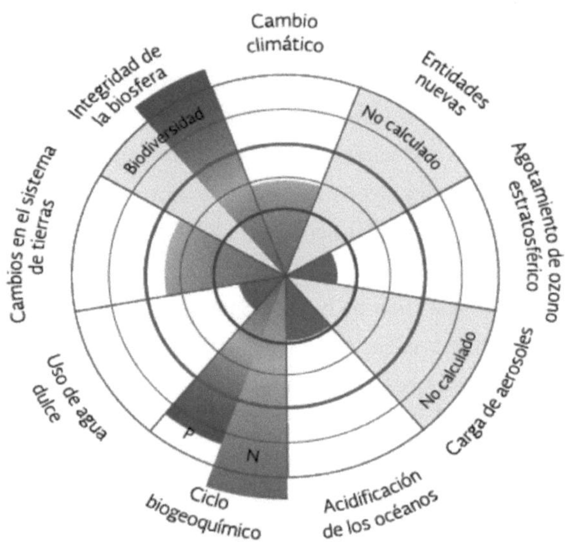

Fuente: Secretaría de Medio Ambiente y Recursos Naturales, 2015

Por otro lado, por medio de todos los avances tecnológicos, la globalización y el acceso a la información que cada vez está más al alcance de todos podemos darnos una idea de cómo se encuentran las últimas noticias sobre una infinidad de temas. Específicamente en lo que respecta a salud, actualmente es raro encontrar personas (salvo algunas comunidades marginadas) que desconozcan que es bueno tomar agua, comer frutas y verduras, hacer ejercicio, entre otros elementos que forman parte de un estilo de vida saludable. La pregunta entonces ha ido cambiando de un ¿Sabías qué...? A un, ¿Y si lo sabes por qué no...?

Mucho se ha hablado sobre el "desarrollo", siendo desde el siglo pasado, los países más ricos aquellos quienes definen el concepto de esa palabra, los que marcan la pauta de lo que hay que hacer y poseer para considerar desarrollada a cierta población que comparte un área geográfica determinada, y siendo también estos mismos los que explotan las riquezas naturales y los recursos humanos de los países más vulnerables para su propio beneficio. Sin lugar a duda en la actualidad, como se ha mencionado anteriormente, la información está al alcance de la mayoría de las personas, sin embargo, el qué se hace con ella es lo que hace la diferencia, la utilizamos en realidad para mejorar la calidad de vida de los seres humanos o para seguir dando poder a los líderes políticos y sociales a nivel mundial, que apoyan las ideas de que el cambio climático ni siquiera existe.

Hablar de hacer efectivo lo que nos plantea el conocimiento de los límites planetarios es hablar de una combinación entre el saber y el actuar, lo que hace necesario analizar, discutir y reorientar el enfoque principal en cuanto a la generación de conocimiento, que por décadas justamente ha sido la prioridad generarlo a costa de aplicarlo. Nos encontramos en un escenario, que pareciera ya adquirir el adjetivo de "grave", en el que es necesario tomar medidas para frenar el "desarrollo" tal y como se ha concebido, pareciendo a la vez sinónimo de explotación de recursos, generación de riquezas a costa de la vida de la flora y fauna de la biosfera, contaminación de los mantos acuíferos y un sinfín de problemas relacionados con el ambiente que al final del día tendrán un impacto severo no solo en los procesos de salud enfermedad (como se ha demostrado ya desde hace algunas décadas) si no también en la muerte misma de los habitantes del planeta.

Es cuando profundizamos en lo que se conoce como "las causas de las causas" que nos damos cuenta que el "Sistema de Crecimiento y Desarrollo" que hemos adoptado como seres humanos (que para nada es sustentable) es lo mismo que hoy por hoy nos coloca en nuestra propia "sentencia de muerte", mucho debe de hacerse con respecto a la tarea que tenemos no solo de informar sobre cómo el planeta ha rebasado ya ciertos "umbrales de capacidad de carga" si no también de plantear, negociar, convencer y sumar esfuerzos de los actores clave en cualquiera de los niveles y áreas que nos encontremos, siendo conscientes de que los efectos de esas medidas, intervenciones o generación de nuevas leyes tal vez no nos toque verlos a nosotros.

Dado lo anterior es siempre bueno reflexionar sobre el efecto de la "inercia" que nos mueve a trabajar como nos ha venido marcando el sistema, misma que ha estado presente de alguna u otra manera en casi todos los procesos humanos, pero que merma la conciencia de que lo que haga hoy, tal vez no surta alguna consecuencia hoy mismo, sino más bien se verá reflejada el día de mañana. Partiendo de este punto, se hace prioritario el análisis que abarca desde el origen de algunas corrientes de pensamiento hasta las proyecciones estadísticas que existen a futuro sobre las consecuencias de vernos inmersos en un sistema económico, político y social que tal vez poco a poco ha ido haciendo más inalcanzable un óptimo estado de salud (Palacios et al, 2018).

Mucho se ha discutido ya acerca de toda la degradación al medio ambiente ocasionado por el hombre y las consecuencias negativas a la salud que trae consigo. Hablando en términos de deterioro ambiental y teniendo como base lo que se ha descrito como "límites planetarios", podemos pensar que solo estamos esperando que termine una cuenta regresiva de la cual no hay marcha atrás ni manera de revertirla porque cada quien mira por sus propios intereses, al grado de estar convencidos que el cambio climático es algo muy lejano, y por lo tanto, trayendo consigo el problema de no trabajar por aquello que "no se ve".

La realidad de las cosas es que la gran mayoría de nuestras decisiones (aunque al final sean de índole meramente económica) están basadas en nuestro capital natural, es decir, en la cantidad de la biodiversidad con la que contemos. El escenario ideal, sería aquel en el que tomáramos la mejor evidencia científica disponible para poder convertirla en política pública y que no solo se quedará como conocimiento en un pedazo de papel, o sea, que pudiéramos ver reflejado en nuestro contexto el trabajo científico y la evidencia del nexo que existe entre la salud del ser humano y el equilibrio ambiental.

A pesar de que estamos hablando de recursos no renovables y hayamos rebasado ya la carga que el planeta es capaz de soportar para poder seguir manteniendo un equilibrio entre producción y abastecimiento sustentable en algunos de los grandes rubros que lo componen, es cierto también que nosotros decidimos ver "el vaso medio lleno o medio vacío", si nosotros mismos causamos todo este desgaste al planeta y sus recursos, debe de estar en nuestras manos también el remediarlo e implementar acciones que no solo frenen el deterioro ambiental sino que también contribuyan a su más rápida regeneración (Mathiarasan et al, 2021).

Conceptualizando la Salud Ambiental

Desde mediados del siglo pasado, la Organización Mundial de la Salud (OMS) ha definido a la Salud como el *"estado de completo bienestar físico, mental y social, y no solamente la ausencia de afecciones o enfermedades"* (OMS, 1946), misma definición que desde entonces no ha sido modificada y aunque es cierto, que no por ello se convierte automáticamente en obsoleta, sea hace relevante, integrar más elementos a esta definición como lo es el entorno en el que los seres humanos se desenvuelven, entendido en su totalidad como el ambiente.

A su vez, fue durante 1993, cuando la la OMS, definió la Salud Ambiental como aquella que está integrada por *"los aspectos de la salud humana, incluyendo la calidad de vida, que son determinados por factores físicos, químicos, biológicos, sociales y psicosociales del ambiente. De igual manera, se refiere a la teoría y la práctica de evaluar, corregir, controlar y prevenir esos factores del ambiente que potencialmente pueden afectar de forma adversa la salud de las presentes y las futuras generaciones"* (Hernández, 2013).

Por lo tanto, la salud ambiental comprende aquellos aspectos de la salud humana, incluida la calidad de vida, que son determinados por factores ambientales físicos, químicos, biológicos, sociales y psicosociales. También se refiere a la teoría y práctica de evaluación, corrección, control y prevención de los factores ambientales que pueden afectar de forma adversa la salud de la presente y futuras generaciones (Ordoñez, 2000).

Bajo este contexto y dejando clara la conexión inherente entre la salud del ser humano y la salud del ambiente, Jan Leabel en el año 2005 integra conceptualmente esta conexión a través de la siguiente propuesta como definición de salud *"la salud no es la ausencia de enfermedad. Está mejor definida como una participación armónica en los recursos del medio ambiente, que permite a los individuos el desarrollo pleno de sus funciones y aptitudes. Difícilmente podremos mantenernos si, como explotadores que somos, no asumimos la total responsabilidad por una economía vigilante"*

Es hasta que analizamos estos conceptos, que nos damos cuenta que no podemos pensar que tendremos salud, si vivimos en un planeta que carece de ella, es decir, un planeta enfermo tendrá como consecuencia un impacto negativo en los seres humanos que lo habitan. Dado lo anterior, se vuelve sumamente relevante, redireccionar las ciencias de la salud alimentación y nutrición, tomando en cuenta el componente ambiental, las recomendaciones en salud. Todas las políticas en salud que se generen, así como los recursos destinados al cuidado de la salud de las poblaciones deben de tener en cuenta siempre el componente ambiental como principal guía en el desarrollo y funcionamiento de estas.

Exposiciones Ambientales y Efectos en Salud

Dentro de las últimas décadas se ha generado evidencia científica acerca de los múltiples daños a la salud a causa de exposiciones de origen ambiental, mismos que van desde dermatitis e intoxicaciones, hasta aquellas exposiciones que contribuyen al aumento del riesgo de presentar enfermedades no transmisibles como la hipertensión arterial, la diabetes e hiperlipidemias (. Los efectos reportados, no solamente difieren en la gravedad de los efectos, sino que también existe una diferencia importante durante el periodo en el que la exposición ocurre, algunos incluso pueden provocar daños desde el momento de la gestación ya que pueden atravesar la barrera placentaria y ocasionar daños dados por mecanismos como la metilación y la disrupción endócrina.

A nivel internacional, existen organismos que se han encargado de evaluar el efecto de los diversos agentes ambientales que promueven el inicio de procesos salud enfermedad en los seres humanos, por ejemplo, la *Agencia de Protección Ambiental* (EPA por sus siglas en inglés) de Estados Unidos que ha encargado de proteger la salud medioambiental y del ser humano, así como el cuidado de los recursos naturales, previene y controla la contaminación del aire y el agua mediante el desarrollo de estándares para la calidad del aire y las emisiones de automóviles, programas para asegurar la limpieza del agua e información sobre la salud ambiental (Gobierno de EUA, 2022).

La EPA, por medio del programa del Sistema de Integrado de Información de Riesgos (IRIS, por sus siglas en inglés), pone a disposición pública la información para la *identificación y caracterización de los peligros para la salud de las sustancias químicas que se encuentran en el medio ambiente. Cada evaluación IRIS puede cubrir una sustancia química, un grupo de sustancias químicas relacionadas o una mezcla compleja. Las evaluaciones del IRIS son una fuente importante de información sobre toxicidad utilizada por la EPA, las agencias de salud estatales y locales, otras agencias federales y organizaciones internacionales de salud.* (EPA, 2022)

Por su parte, la Agencia para Sustancias Tóxicas y el Registro de Enfermedades (ATSDR, por sus siglas en inglés), con sede en Atlanta, Georgia, es una agencia de salud pública federal que forma parte del Departamento de Salud y Servicios Humanos de los Estados Unidos de América. La ATSDR protege a las comunidades de los efectos dañinos para la salud relacionados con la exposición a sustancias peligrosas naturales o hechas por el hombre. Lo anterior se realiza mediante la respuesta a emergencias de salud ambiental, investigación sobre las amenazas emergentes para la salud ambiental, llevar a cabo investigaciones sobre el impacto de los sitios de desechos peligrosos en la salud y mejorar las capacidades de los colaboradores locales y estatales del sector de la salud, y proveerles una orientación viable. (ATSDR, 2022)

La contaminación ambiental y las exposiciones químicas, físicas y biológicas que se generan en función de esta, han sido tema amplio de estudio en las últimas décadas (Pétard, 2018., Landrigan, et al. 2018., Abèle, 2019). Dentro de los múltiples agentes de exposición asociados con daños a la salud, se describen a continuación algunos de los más importantes:

1) Mercurio

La exposición al mercurio ocurre al respirar aire contaminado, al ingerir agua y alimentos contaminados y a raíz de tratamientos médicos y dentales. La exposición a altos niveles de mercurio metálico, inorgánico, u orgánico puede dañar en forma permanente a los riñones, el cerebro, y al feto. La exposición por corto tiempo a altos niveles de vapores de mercurio metálico puede causar lesiones al pulmón, náusea, vómitos, diarrea, aumento de la presión sanguínea o del pulso, salpullidos e irritación a los ojos. (ATSDR, 2021)

2) Plomo

El plomo puede afectar a casi todos los órganos y sistemas en el cuerpo. El más sensible es el sistema nervioso, tanto en niños como en adultos. Produce un pequeño aumento de la presión sanguínea y puede causar anemia. La exposición a niveles altos de plomo puede dañar seriamente el cerebro y los riñones de niños y adultos y causar la muerte. En mujeres embarazadas, la exposición a niveles altos de plomo puede producir pérdida del embarazo. En hombres, la exposición a altos niveles puede alterar la producción de espermatozoides. (ATSDR, 2021)

3) Pesticidas

La principal fuente de exposición es por medio de alimentos contaminados. Las intoxicaciones agudas resultan en náuseas, dolores abdominales, diarrea, mareos, ansiedad y confusión, efectos que pueden llegar a ser graves pero que suelen ser reversibles. Intoxicaciones crónicas y exposiciones a dosis menores se asocian a problemas respiratorios, trastornos de memoria, enfermedades de la piel, depresión, abortos, defectos de nacimiento, cáncer y enfermedades neurológicas tales como Enfermedad de Parkinson. (ATSDR, 2021)

Exposiciones Ambientales y Enfermedades no Transmisibles

El papel que juegan algunas exposiciones ambientales en el aumento del riesgo de obesidad, enfermedades no transmisibles y otras patologías ha sido ampliamente estudiando en las últimas décadas, incluso cuando estas exposiciones ocurren durante la gestación del individuo (Rahman et al, 2020, Klepac et al, 2018). En las últimas décadas estudios epidemiológicos han encontrado una asociación positiva entre la contaminación atmosférica y el aumento en la incidencia de enfermedades cardiovasculares (Rajagopalan et al, S. 2018, Rahman et al, 2021).

Entre algunos de los agentes tóxicos que principalmente se han asociado con el aumento del riesgo de enfermedades no transmisibles, desordenes metabólicos y efectos negativos en la composición corporal:

1) Material Particulado con 10 y 2.5 micras de diámetro (PM_{10} y $PM_{2.5}$)
Son partículas de compuestos microscópicos en mezclados en forma de líquidos y sólidos suspendidas en el aire, principalmente constituidos por metales, carbón elemental, compuestos orgánicos, material de origen biológico, iones y gases reactivos. (Rojas-Bracho & Garibay-Bravo, 2003). En México, para le año 2019, se estimó un total de 1, 353, 632 años de vida perdidos por muerte prematura o vividos con alguna discapacidad a causa de la exposición a material particulado en el ambiente. (GBD, 2022)

Particularmente, las PM_{10} y $PM_{2.5}$ se han asociado con el aumento del riesgo de presentar daños a la salud. Las partículas gruesas que tienen un diámetro de menor a 10 micras se depositan principalmente en las vías respiratorias de conducción grandes, pero las partículas menores de 2.5 micras pueden cruzar la barrera alvéolo-capilar y viajar a otros órganos del cuerpo. Los estudios epidemiológicos han demostrado la asociación entre la exposición a PM y el riesgo de enfermedades, concretamente las del sistema respiratorio, como el cáncer de pulmón, el asma y la enfermedad pulmonar obstructiva crónica (EPOC). Sin embargo, también se han informado enfermedades cardiovasculares y neurológicas, que incluyen hipertensión, aterosclerosis, infarto agudo de miocardio, accidente cerebrovascular, pérdida de la función cognitiva, ansiedad y enfermedades de Parkinson y Alzheimer. (Arias, 2020).

A su vez, diversos estudios epidemiológicos, han evidenciado que existe una asociación entre la exposición a PM y la presencia de diabetes y obesidad, siendo los sujetos que se encuentran más expuestos a estas partículas, los que presentan un riesgo más elevado de desarrollar estos padecimientos. (Lin et al, 2022)

La principal exposición a estos compuestos es a través de la inhalación cuando están suspendidos en el ambiente. Si bien es cierto, que como se mencionaba al inicio de este capítulo, el riesgo atribuible al daño no es tan alto como el asociado con la dieta o la actividad física, debemos tener presente que la importancia de estas exposiciones es que se dan de manera crónica y con una posibilidad casi nula de estar libre de ellas.

2) Ftalatos y Bisfenol A

Los ftalatos y bisfenoles, son ésteres del ácido ftálico, y son sustancias que tienen la capacidad de metilar el ADN, y al mismo tiempo, de producir efectos adversos a la salud como disruptores endócrinos (DE). Son utilizados ampliamente en la industria, principalmente para el uso final como plastificantes (Kumar, 2018), productos del hogar, productos de cuidado personal, medicamentos y uso médico (Koch et al., 2009, Bustamante et al., 2004). Estudios toxicológicos y epidemiológicos sugieren que los ftalatos son capaces de alterar la programación fetal del embrión y predisponerlo a presentar alteraciones en algunos procesos fisiológicos durante las primeras etapas de la vida.

Los ftalatos se han asociado efectos negativos en la composición corporal, hallazgos recientes han demostrado que pueden interferir con los receptores hormonales que regulan la adipogénesis y las vías metabólicas. Además, se ha demostrado que la exposición prenatal a ftalatos influye en el metabolismo del embrión en desarrollo a través de mecanismos epigenéticos y promueve la obesidad en las generaciones posteriores. (Biemann et al., 2021, Zhang et al, 2019). De igual forma se han asociado de manera potencial con algunos tipos de cáncer, como el de mama. (Yim Wan et al, 2021).

Las formas en las que los seres humanos nos encontramos expuestos a ftalatos son diversas, encontrando dentro de las principales a los alimentos, desde su almacenamiento y preparación en el momento en el que estos tienen contacto con el plástico, a su vez, el uso de productos de cuidado personal como el maquillaje y cremas solares, son una fuente de exposición frecuente y crónica.

3) Ozono (O_3):

El ozono es un contaminante secundario que se forma en la atmósfera por la reacción que se lleva cabo entre los óxidos de nitrógeno y de los compuestos orgánicos volátiles en presencia de luz solar. Este contaminante posee características bioquímicas como una mayor capacidad de absorber moléculas orgánicas y penetrar en las células del sistema cardiovascular, esto promueve una afección de vasculatura cardiaca, arritmias, reducción de contractilidad de los miocitos, disminución del flujo de sangre coronaria, vasoconstricción arterial aguda, incluso en seres humanos sanos. (Koman, 2017., Gangwar, 2020)

Toda la evidencia generada hasta el momento, sugiere que existen una asociación positiva entre la exposición a contaminantes ambientales y la presencia de enfermedades no transmisibles y obesidad (Schraufnagel et al, 2019), de considerarse así, se hace vital seguir profundizando en esta área, para así, contribuir a la generación de estrategias más integrales que logren mitigar los daños a la salud, tanto a nivel individual, poblacional y de los sistemas de salud causados por la sindemia de la obesidad, la desnutrición y el cambio climático.

CAPÍTULO II. ENFERMEDADES NO TRANSMISIBLES OCASIONADAS POR EL EFECTO DE DISRUPTORES ENDOCRINOS EN LA REGULACIÓN NEUROENDOCRINA DE LA INGESTA.

Introducción

El sistema endocrino humano controla una variedad de procesos, entre los cuales encontramos: el metabolismo, reproducción, nivel de energía, respuesta a estrés, lesiones y factores ambientales, así como crecimiento y desarrollo. Esto es debido gracias a una señalización interna mediada por hormonas, que, a su vez, son secretadas por glándulas y otros tejidos especializados (Vilcabana y Margot, 2019).

Las glándulas endocrinas se conforman por conjuntos de células secretoras con un tipo de tejido conectivo o conjuntivo que les provee de vasos sanguíneos, capilares linfáticos y nervios. Las glándulas endocrinas son la hipófisis, tiroides, paratiroides, suprarrenal y la pineal. Otros órganos, aunque no conforman una glándula endocrina, son parte de la composición del órgano en cuestión, por mencionarlos se tiene al hipotálamo, timo, corazón, páncreas, estómago, hígado, intestino delgado, riñones, ovarios, testículos, placenta, células del tejido adiposo o de la sangre como los linfocitos (Figura 1) (Acosta-Ccahuana, 2019).

Las hormonas se difunden a partir del espacio extracelular al interior de los capilares y son acarreadas por la sangre a todos los tejidos del organismo, funcionando en células diana específicas con receptores específicos. La secreción hormonal se produce en concentraciones bajas pero los efectos son considerables. El tiempo medio de vida de las hormonas puede ser de minutos o hasta horas después de su secreción, luego se descomponen en el hígado y se excretan por los riñones (Campbell y Jialal, 2022).

Ahora bien, el sistema endocrino funciona en conjunto con el sistema nervioso (SN) para regular las funciones del cuerpo humano, a lo que se llama sistema neuroendocrino. El SN regula el equilibrio del metabolismo a través de impulsos nerviosos (potencial de acción), los cuales viajan mediante los axones de las neuronas y se liberan entonces neurotransmisores. Luego existe una estimulación o inhibición de determinadas neuronas, se realiza la contracción o relajación de fibras musculares. Finalmente, la médula suprarrenal e hipófisis posterior liberan sus hormonas en respuesta a la actividad nerviosa (Bergman et al., 2012).

En la siguiente sección se profundizará en la regulación neuroendocrina de la ingesta, para lo cual, se hace énfasis en el hipotálamo, sistema gastrointestinal, páncreas y tejido adiposo.

Regulación neuroendocrina de la ingesta

El gasto calórico y regulación del apetito tienden epigenéticamente hacia el consumo de nutrientes y ahorro de energía, es decir, el cuerpo humano prefiere la acumulación de tejido adiposo para tener reservas en caso de que se necesite un aporte rápido de calorías en condiciones de ayuno, estrés o ambos.

La calidad, proporción de la ingesta y las reservas calóricas a corto, mediano y largo plazo promueven un aporte energético adecuado, este se regulariza por medio de señales hormonales procedentes del tejido adiposo y del

SN, gastrointestinal y hormonal, que son integradas a nivel del hipotálamo. Las señales del sistema gastrointestinal y SE ajustan el apetito para impedir el sobrepeso y pérdida de reservas en situaciones en las que la energía de la célula es baja, esto sucede en el corto plazo. En un plazo mediano y largo se hace hincapié en los mediadores que censan los depósitos totales de energía, el estado endocrino y condiciones generales de salud. Por ejemplo, el organismo induce períodos de alimentación a corto plazo y baja utilización de energía cuando tanto el suministro de alimentos y reservas, es insuficiente. Mientras que, impide la ingesta de alimentos y el aumento del metabolismo basal cuando el consumo de alimentos es grande y existe un almacenamiento de reservas elevado.

Figura 2. Sistema endócrino, glándulas y hormonas.

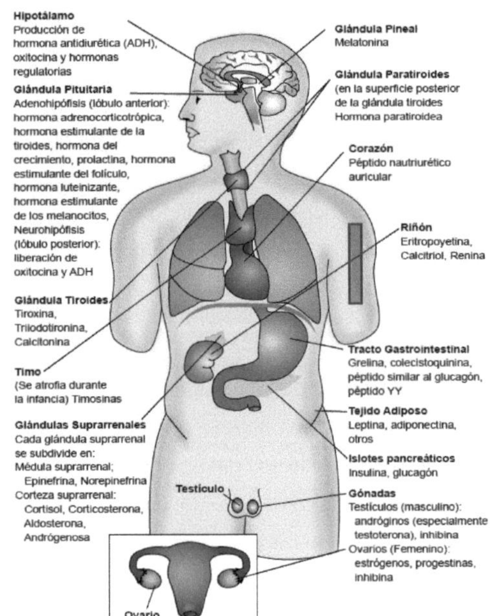

Nota. Adaptado de "Estado de la ciencia de los disruptores endócrinos 2012" (p. 12), por A. Bergman *et al.*, 2012, *Programa de las Naciones Unidas para el Medio Ambiente y la Organización Mundial de la Salud, 2013.*

El estómago secreta glucagón, bombesina y colecistocinina [CCK]. Por otra parte, del sistema endócrino se tiene a la insulina y adrenalina (mediante efectos beta-adrenérgicos y estrógenos). En el tejido adiposo se secreta leptina. En el SN periférico y SN central se secreta la noradrenalina y la dopamina, serotonina y ácido gamma-amino-butírico, respectivamente. Estas sustancias tienen un efecto a nivel del hipotálamo, haciendo que el apetito disminuya y el gasto de energía aumente.

También, existen compuestos que actúan sobre el hipotálamo y aumentan el apetito y disminuyen el gasto energético como la neurotensina y factor hipotalámico liberador de hormona de crecimiento. El sistema endocrino produce adrenalina, andrógenos, glucocorticoides, progesterona y hormona de crecimiento. Mientras que, el sistema nervioso periférico provoca estímulos gracias a la noradrenalina mediante efectos alfa-adrenérgicos.

En el hipotálamo ocurre la integración de señales para regular la ingesta (sensación de hambre o de saciedad) y el consumo de energía (aumento o disminución del metabolismo basal y termogénesis del tejido adiposo pardo), en respuesta a estímulos que cambian la energía en el organismo

En la base del hipotálamo, se encuentra el núcleo arcuato, a donde llegan todos estos mediadores mencionados con anterioridad. Las células (neuronas) que componen esta parte del hipotálamo contienen pro-opiomelanocortina (POMC), que actúa como precursor de la hormona α-melanocitoestimulante (α-MSH) y los agonistas de los receptores de melanocortina 3 (MC3) y melanocortina 4 (MC4).

También existe otro tipo de sistema celular que estimula el apetito y contiene neuronas ricas en neuropéptido Y (NPY) y péptido relacionado con la proteína agutí (AGRP), el cual es un antagonista endógeno de receptores MC3 y MC4. Las neuronas ricas en POMC, extienden sus dendritas hacia otros puntos del hipotálamo, particularmente al núcleo paraventricular (PVN) y en conjunto con aferentes del área lateral del hipotálamo, el núcleo ventro-medial y el núcleo dorsomedial, regularizan la ingesta de alimentos y gasto energético para la digestión, absorción y metabolismo de los nutrientes presentes en los alimentos. La Figura 2, muestra un panorama de los mecanismos homeostáticos y otros factores que regulan la ingesta alimentaria.

Figura 3. Mecanismos que regulan la ingesta alimentaria.

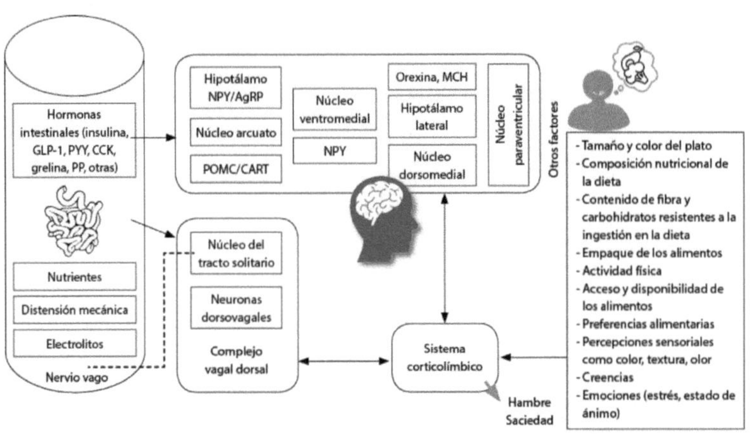

Nota. Adaptado de "Influencia multisensorial sobre la conducta alimentaria: ingesta hedónica" (p. 114), por M. Hernández-Ruiz *et al.*, 2018, *Endocrinología Diabetes Nutrición, 65* (2).

Inhibición o aumento del apetito y control del gasto energético

En el siguiente apartado se describen brevemente los mediadores que participan en diferentes condiciones como la inhibición o aumento del apetito y control del gasto energético (Figura 3).

El apetito es fundamental para el mantenimiento del equilibrio energético del cuerpo y se define como el deseo natural de ingerir alimento. Todo factor que incremente la ingesta de alimentos frecuentemente estimula un apetito mayor, lo que a su vez promoverá el aumento de peso y probablemente la presencia de obesidad (Bray, 1996). De forma contraria, existe la anorexia, que se caracteriza por la falta crónica de apetito debida a causas psicológicas y/o corporales, lo que conduce a una pérdida severa de peso corporal y un desbalance energético y nutricional e incluso puede provocar la muerte (Quintanar y Salinas, 2022).

Inhibición del apetito

a) La Leptina es secretada por los adipocitos, llega a su receptor LEPRb a través del torrente sanguíneo, cuando se activa el receptor se induce la síntesis y secreción de neuropéptidos anorexigénicos favoreciendo la inhibición del apetito, disminución en el consumo de alimento y un balance energético. En la Figura 3, se da un ejemplo en el cual se señala alteraciones en la estructura de la leptina por causas genéticas o en la función normal del receptor LEPRb, o si existe una resistencia a la leptina, se bloquea la ruta que inhibe el apetito y aumenta la ingesta calórica. Las consecuencias de este mecanismo de acción son la obesidad, se aumenta la susceptibilidad a infecciones y una inflamación crónica de bajo grado (Quintanar y Salinas, 2022).

b) La adiponectina es una hormona producida por el tejido adiposo. Activa el metabolismo y quema de grasa corporal, reduce el apetito y aumenta la capacidad de que los músculos utilicen a los hidratos de carbono para producir energía. Previene la aterosclerosis, ya que disminuye la expresión de moléculas que se pueden adherir en los vasos sanguíneos, también previene que los macrófagos se conviertan en células espumosas y finalmente, reduce el riesgo de inflamación celular debido a que evita la expresión del factor de necrosis tumoral (TNF-α) (Palomer y Blanco-Vaca, 2005).

c) Hormonas intestinales:

El péptido similar al glucagón-1 (GLP-1) es una hormona entérico sintetizada en las células L intestinales y su grado de producción va en función de nutrientes que pueden estar presentes en el intestino delgado. Una vez que GLP-1 está en la circulación, tiene un tiempo de vida media de pocos minutos, ya que se degrada rápidamente gracias a la enzima di-peptidil peptidasa-4 (DPP-4). Su función es el control de la glucemia. Las actividades biológicas del GLP-1 son: estímulo de la secreción de insulina y su biosíntesis; inhibición de glucagón, vaciado gástrico y de ingesta de alimentos (Escalda, 2014; Forero-Bogota, 2021).

El GLP-2 (péptido similar al glucagón-2) regula la motilidad del estómago, aumenta la cantidad de ácido gástrico, el transporte de hexosas intestinales y se mejora la función de barrera del epitelio intestinal (Druker, 2001).

El polipéptido pancreático (PP) es un péptido de 36 aminoácidos producido y secretado por las células PP (originalmente denominadas células F) del páncreas que se encuentran principalmente en los islotes de Langerhans. Forma parte de una familia de péptidos que también incluye el Péptido YY (PYY) y el Neuropéptido Y (NPY). PP se libera rápidamente después de una comida, pero permanece elevado durante 4 a 6 horas en humanos, siendo el nervio vago el principal estimulador. El organismo humano emplea el PP para hacer más lento el vaciado gástrico, inhibir la contracción de la vesícula biliar, páncreas y atenuar la producción de hormonas exocrinas. El PP activa a los receptores Y4 y Y5 de neuronas del área postrema y del páncreas y la vesícula biliar, respectivamente, lo cual disminuye el apetito (Calzada et al., 2008).

Figura 4. Cambios en el funcionamiento de leptina y receptor LEPRb.

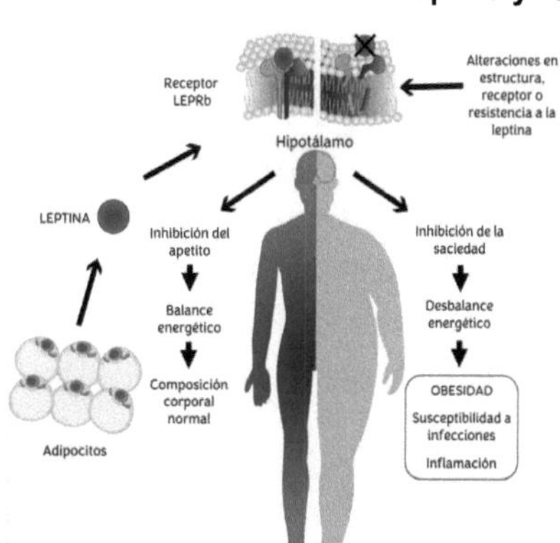

Nota: Adaptado de "Papel dual de la leptina en la obesidad" (p. 5), por J.L. Quintanar y E. Salinas, 2022, *Lux Médica, 17* (50).

El péptido YY (PYY) reduce la energía y el aumento de peso corporal. Sus funciones fisiológicas (mediadas por receptores Y2) son la de aumentar la absorción de líquidos y electrolitos en el íleon, disminuir la producción gástrica y pancreática de hormonas exocrinas, impedir movilidad del intestino y contracción de la vesícula biliar (de Granda-Orive, de Granda-Beltrán y Segrelles-Calvo, 2017).

La insulina es una hormona polipeptídica secretada principalmente por las células β en los islotes de Langerhans del páncreas. La hormona se coordina potencialmente con el glucagón para modular los niveles de glucosa en sangre; la insulina actúa a través de una vía anabólica, mientras que el glucagón realiza funciones catabólicas. La insulina regula los niveles de glucosa en el torrente sanguíneo e induce el almacenamiento de glucosa en el hígado, los músculos y el tejido adiposo, lo que resulta en un aumento de peso general. La modulación de una amplia gama de procesos fisiológicos por parte de la insulina hace que su síntesis y niveles sean críticos en la aparición y progresión de varias enfermedades crónicas (Sarco-Lira et al., 2015; Rahman et al., 2021).

La hormona liberadora de corticotropina (CRH) es un polipéptido de 41 aminoácidos producido por las neuronas en la línea paraventricular del hipotálamo que transmiten su secreción al sistema pituitario portal. Sus efectos desempeñan un papel esencial la activación crónica del sistema de respuesta al estrés, por lo cual es responsable tanto del aumento del tejido adiposo preferentemente en el abdomen como de resistencia a la acción de la insulina a nivel hepático. Además de corticotropina, estimula la síntesis y liberación de proopiomelanocortina, la síntesis y liberación de la hormona estimulante de los melanocitos y de β-endorfina (NCI, 2011).

Un estímulo en los receptores para melanocortina (MC), producida por la ingesta de alimentos y por la leptina, inhibe la liberación de insulina, perturbando el metabolismo de carbohidratos.

La proteína relacionada con agouti (AGRP) se encuentra en el tejido adiposo humano. En nutrición, su importancia se debe a su gran potencial como factor que provoca el apetito y por ende el aumento de peso (Borrajo, 2002).

Aumento del apetito.

En periodos de ayuno prolongado o cuando las reservas de energía son menores al gasto estimado en el siguiente período de tiempo, a nivel de tracto gastrointestinal y del sistema nervioso central se liberan hormonas y neurotransmisores con la finalidad de asegurar la ingesta inmediata. Las hormonas orexigénicas, como la grelina (GHRL), el neuropéptido Y, y la proteína relacionada con AGRP, promueven el consumo de alimentos (Forero-Bogota, 2021).

La ghrelina (GHRL) es una hormona de 28 aminoácidos producida por las glándulas del fondo del estómago y las células de otros órganos como el corazón, pulmones, páncreas, sistema inmunológico, ovarios y tiroides. Su objetivo primordial es estimular el apetito en el periodo prepandial, tiene una relación proporcionalmente inversa con el índice de masa corporal (IMC). Además de su papel en el aparato digestivo (vaciamiento gástrico y peristaltismo), tiene un control de la función endotelial aumentando la biodisponibilidad de óxido nítrico y gracias a ello se mejoran afecciones relacionadas con cardiopatías. Tiene efectos antiinflamatorios al inhibir las células T tipo 1 y la secreción de citocinas proinflamatorias (interleucina-6, IL-6) (Espinoza, Martínez y Reyes Castillo, 2021).

El neuropéptido Y (NPY) consta de 36 aminoácidos, se produce principalmente en el núcleo arqueado del hipotálamo y penetra en diferentes zonas del hipotálamo, controlando la ingesta. Sin embargo, tiene otras funciones relacionadas con la regulación térmica y liberación de hormonas de la adenohipófisis (adrenocorticotrópica, luteinizante y del crecimiento), memoria, ritmos circadianos, capacidad de aprendizaje, epilepsia y ansiedad. Este neuropéptido juega un papel importante en la regulación del comportamiento alimentario, la modulación de la producción de insulina, la ingesta de alimentos, la liberación de glucosa hepática, la actividad de la lipoproteína lipasa y la termogénesis (Aguilar, Pinilla y Fernández-Fernández, 2005).

La orexina (neuropéptidos) o hipocretina son producidas por las neuronas del hipotálamo y su acción está provocada por dos tipos de receptores, OX1R y OX2R. Este sistema peptídico tiene una variedad de funciones relacionadas con mecanismos de la ingesta de comida y bebida, regulan los ciclos circadianos y el aprendizaje de preferencias gustativas. Los cambios en su función provocan la aparición de enfermedades clínicas como la narcolepsia, la obesidad o la drogadicción (González-Jiménez y Schmidt, 2012). Estos neuropéptidos contribuyen a mantener un equilibrio entre el balance de energía y la termogénesis, lo hacen regulando la ingesta de alimentos y además, resaltan las características hedónicas agradables (principalmente de los sabores dulces). Por otra parte, intervienen en el metabolismo de glucosa y de lípidos, modulan el estado de ánimo, el sueño, la memoria y aprendizaje, entre otros.

El sistema endocanabinoide incluye dos de los 66 constituyentes activos de la marihuana (Cannabis sativa), el tetrahidro-canabinol (THC) y la anandamida. Estos dos compuestos son neurotransmisores se acoplan a la proteína G para modificar de forma negativa la actividad de la adenilciclasa y proteína cinasa mitógeno-activada mediante su unión con dos tipos de receptores: el BC-1, se encuentra en ganglios básales, cerebelo, hipófisis, hipotálamo, sistema límbico, tejido adiposo, tracto gastrointestinal, suprarrenales, ganglios simpáticos, corazón, pulmón, hígado y vejiga; y el BC-2, en el sistema inmune (bazo y células mieloides), además, en retina y microglia cerebelar. El receptor BC-1 obstruye canales de calcio y abre los de potasio, lo que limita la liberación de neurotransmisores y provoca que la lipogénesis aumente, mientras que disminuye la secreción de adiponectina, se incrementa el apetito a nivel del hipotálamo y baja la concentración de mediadores gastrointestinales que producen saciedad (Calzada et al., 2008).

Control del gasto energético

A nivel celular la regulación del gasto energético se lleva a cabo mediante transportadores de glucosa y receptores hormonales. Mientras que a un nivel sistémico por el metabolismo basal (Forero-Bogotá, 2021).

En las células neuronales, astrocitos, células adiposas y musculares, existen transportadores de glucosa (GLUT-1 y GLUT-3), utilizados por el organismo en la estado basal. Mientras que, otro transportador llamado GLUT2 se puede encontrar en las células hepáticas, enterocitos, riñones y páncreas. Los tejidos sensibles a la insulina, como los músculos y adipocitos, contienen transportadores GLUT4. Están controlados por la insulina y la contracción muscular (Gómez-Zorita y Urdampilleta, 2012).

Efecto de disruptores endocrinos en el control neuroendocrino de la ingesta de alimentos

Existen sustancias químicas conocidas en el área de la nutrición como obesógenos, que pueden contaminar el medio ambiente y una vez que los humanos se exponen a ellas, pueden interferir con la regulación del metabolismo y la energía.

Estos obesógenos generalmente tienen una función disruptiva en el sistema endócrino, por lo que también se les conoce como *"Disruptores endócrinos"*.

La exposición a mezclas complejas y heterogéneas de disruptores endócrinos, aunque sucede a bajas concentraciones, estas sustancias pueden interactuar entre sí y con las hormonas endógenas causando efectos antagónicos, aditivos y sinérgicos. La evidencia clínico-epidemiológica indica que la exposición en las primeras etapas de la vida puede provocar cambios en el organismo humano, con lo cual se tiene una predisposición a una mayor susceptibilidad a las enfermedades que tienen relación con el metabolismo y producción de energía (Olea, 2022).

En la siguiente sección se describen características importantes de algunos DE y su relación alteraciones metabólicas que dan como resultado enfermedades no trasmisibles (Ardura Rodríguez, 2019; Loza-Medrano et al., 2018, Xu et al., 2021)

Metales pesados

La mayoría de los metales pesados se consideran tóxicos para los seres humanos al interferir con las funciones normales que tienen lugar en el cuerpo humano, ya que, interrumpen procesos metabólicos. Su exposición puede deberse a fuentes naturales o antropogénicas. Los metales pesados actúan como sustancias químicas disruptoras endocrinas (ED) al alterar el mecanismo de acción de las sustancias endógenas. El cadmio y arsénico tienen un impacto negativo en algunas enzimas que están involucradas en el metabolismo de los carbohidratos y los lípidos y conducen a un nivel anormal de glucosa y lípidos, colesterol y triglicéridos. Estos metales interactúan y promueven la producción de especies reactivas de oxígeno, lo cual disminuye la defensa antioxidante del organismo humano. Finalmente se provoca un estrés oxidativo, el cual se ha relacionado con el síndrome metabólico.

Esta condición aumenta el riesgo de padecer otras enfermedades no transmisibles como la cardíaca y la diabetes. Otros metales pesados (plomo, mercurio, cromo, entre otros) que actúan como ED inducen el síndrome metabólico interfiriendo en varias vías transcripcionales y metabólicas (Irshad et al., 2021). Por ejemplo, la obesidad es un elemento integral del síndrome metabólico y conduce al desarrollo de hipertensión arterial y diabetes tipo 2, además de otras patologías, incluido el cáncer. La exposición al arsénico, cadmio y plomo se atribuye cada vez más al desarrollo del síndrome metabólico. Ambientalmente, esta influencia afecta a toda la población, y es particularmente visible en la población ocupacionalmente expuesta (Tabla 1) (Matys et al., 2020).

Bisfenoles y ftalatos

En recientes revisiones sistemáticas se ha evaluado el conocimiento actual sobre la exposición al BPA y las alteraciones metabólicas y de la glucosa, y se encontraron pruebas sólidas que relacionan el bisfenol A (BPA) con el síndrome metabólico. Por lo general las investigaciones se enfocan en la obesidad y los trastornos de la glucosa. Además, la exposición al BPA se ha relacionado con el desarrollo de hipertensión. En otra investigación se demostró que el BPA se asoció positivamente con el riesgo de síndrome metabólico y la asociación observada fue independiente de los factores de confusión (edad, género, raza, tabaquismo, consumo de alcohol, nivel de actividad física y creatinina en orina).

La literatura de revisión disponible respalda una asociación positiva entre los ftalatos y los factores relacionados con la obesidad, la glucosa y la hipertensión. Una revisión sobre los ftalatos y el síndrome metabólico gestacional (GMS) informó resultados no concluyentes. Entre los niños, el metanálisis de una revisión sistemática indicó una asociación significativa entre los metabolitos de ftalato individuales con el índice de masa corporal (IMC), la puntuación z del IMC, la circunferencia de la cintura, la dislipidemia y la glucosa en suero (Haverinen et al., 2021).

Plaguicidas

La exposición a plaguicidas se considera un factor de riesgo para el desarrollo del síndrome metabólico. Además de la exposición a organoclorados, faltan datos para otros tipos de plaguicidas. El riesgo aumentó con el tiempo, reflejando un probable aumento del uso de plaguicidas en todo el mundo. La relación inversa con el índice de masa corporal puede significar un almacenamiento de pesticidas y contaminantes en el tejido graso (Lama et al., 2022).

Fructosa

El elevado consumo de fructosa como endulzante en productos etiquetados generalmente como "alimentos *light*" provoca que su catabolismo se centre en la producción de fosfato de dihidroxiacetona (DHA-P) y gliceraldehído, que produce moléculas de acetil-CoA para la síntesis de ácidos grasos. DHA-P también puede ser transformada a glicerol-3-fosfato y formar triacilglicéridos o glicerofosfolípidos. Se ha observado que la fructosa activa el proceso de vaciamiento, retarda la saciedad, promueve la ingesta de alimentos, lo cual influye en la aparición de obesidad. Esto es debido a que el rápido vaciamiento gástrico ocasionado por consumo de fructosa estimula la secreción de grelina que aumenta antes de la ingesta y disminuye después de comer. También, este tipo monosacárido puede atravesar la barrera hematoencefálica, la grelina activa neuronas sensibles al neuropéptido Y (NPY), situadas en el núcleo arcuato del hipotálamo, lo cual inhibe a las neuronas anorexigénicas y por lo tanto estimula el apetito. Por otra parte, también impide o limita que las grasas que se acumulen en el tejido adiposo sean empleadas para la producción de energía, así se promueve un aumento en el peso (Loza-Medrano et al., 2021).

En la *Tabla I*, se muestra un breve resumen de los principales DE, generalidades y enfermedades no transmisibles que se pueden provocar debido a su exposición ambiental y alimentaria.

Efectos de los DE en el metabolismo

En las secciones anteriores se ha hablado de cómo los DE pueden tener efectos negativos en el sistema endócrino y cómo pueden ocasionar distintas enfermedades no transmisibles.

Para conocer cómo se origina una patología es necesario conocer y entender el modo por el cual estos compuestos o elementos interfieren en las diferentes vías metabólicas del organismo humano. Los mecanismos de acción de los DE son muy complejos y algunos de ellos todavía están bajo estudio.

La tabla II, muestra un breve resumen de algunas manifestaciones clínicas en el metabolismo que se han observado en diferentes estudios epidemiológicos.

Los DEs no presentan una relación única dosis-respuesta, es decir pueden tener varias respuestas a una misma causa o una causa puede provocar varias respuestas. Como se mencionó anteriormente, la concentración de estos DE en muestras biológicas se encuentra a niveles ultra-traza, sin embargo, tienen la propiedad de bioacumularse en largos periodos de exposición. El efecto hormonal derivado de la exposición dependerá de la concentración, tiempo de exposición y etapa biológica por la cual atraviese el humano, incluso del sexo.

Tabla 1. Resumen de los principales DE, generalidades y enfermedades no transmisibles debido a su exposición ambiental y alimentaria.

Disruptor endócrino	Generalidades	Enfermedades no transmisibles
Dioxinas, Furanos	Altamente tóxicos, generados por la combustión incompleta del plástico y pesticidas.	Cáncer de mamá, obesidad, diabetes, síndrome metabólico
Bifenilos policlorinados (PCBs)	Alta persistencia en el ambiente (40 años). Contaminan alimentos.	Afectación en funciones hormonales de la tiroides en humanos, obstruir la síntesis de esteroides gonadales y adrenales. Incrementa la obesidad infantil en niños expuestos antes de su nacimiento y pueden aumentar el riesgo de padecer diabetes.
Plaguicidas	Acción negativa en el organismo humano a concentraciones bajas.	Cáncer, trastornos del desarrollo del sistema nervioso y daño al sistema reproductivo humano.
Ftalatos y Bisfenoles	Compuestos químicos empleados para añadir flexibilidad a los plásticos. Contaminan los alimentos, están presentes en perfumes, cosméticos y otros electrodomésticos de cocina.	Cáncer, obesidad, hiperlipidemia, síndrome metabólico.
Organotinas	Es posible que estimulen la diferenciación del adipocito, contribuyendo a una predisposición y mayor susceptibilidad a la obesidad.	Obesidad Síndrome metabólico
Genlsteína	Isoflavona con propiedades antioxidantes contenida en la soja. Tiene una actividad estrogénica débil. Una sustancia similar al estradiol, que es un estrógeno natural en los humanos, se une a los receptores de esta hormona.	Obesidad

Fuente: (Irshad et al., 2021; Matys et al., 2020, Haverinen et al., 2021; Lama et al., 2022).

Tabla 1. Resumen de los principales DE, generalidades y enfermedades no transmisibles debido a su exposición ambiental y alimentaria. *Continuación.*

Disruptor endócrino	Generalidades	Enfermedades no transmisibles
Compuestos órgano-estáñicos	El tributilestaño (TBT), el monobutilestaño (MBT) y el tifenilestaño (TPT), compuestos orgánicos, contaminan los alimentos porque pueden entrar en la cadena alimentaria a través de su uso en barcos, productos de madera, tuberías de agua y fungicidas en los alimentos.	Exposición uterina produce un patrón metabólico de lípidos e insulina en plasma semejante a los principales factores de riesgo en adultos de arteriosclerosis y de diabetes
Insecticidas Clorpirifós	Ampliamente utilizado en la agricultura, puede permanecer y contaminar alimentos.	Mellitus tipo2
Cadmio (Cd^{+2})	A concentraciones traza, induce la proliferación celular y secreción de PRL en las células adenohipofisarias.	Diabetes Mellitus, resistencia a la insulina
Plomo (Pb^{+2}), Arsénico (As^{+3} y As^{+5}), Mercurio (Hg^{+2})	Inactivan enzimas, provocan la generación de especies reactivas (ROS), causan inestabilidad genómica lo cual provoca carcinogenicidad.	Diabetes Mellitus, resistencia a la insulina, síndrome metabólico, cáncer.
Alimentos y bebidas endulzados con fructosa	Se produce un rápido vaciado gástrico que perturba las señales de hambre-saciedad y disminuye el apetito. Cuando ingresa al hígado, forma triosa fosfatos y reduce los niveles de trifosfato de adenosina (ATP), que produce ácido úrico.	Hipertensión, obesidad, resistencia a la insulina, enfermedad renal, cáncer.
Glutamato Monosódico (GMS)	El glutamato es un neurotransmisor y su exceso puede causar adicción, por ello se utiliza como aditivo en hamburguesas, sopas, carnes envasadas y yogures.	Triplica la cantidad de insulina que el páncreas produce, causando problemas de Diabetes Mellitus tipo II y obesidad.

Fuente: (Irshad et al., 2021; Matys et al., 2020, Haverinen et al., 2021; Lama et al., 2022).

Tabla 2. Mecanismos mediados por disruptores endocrinos y que ocasionan enfermedades no transmisibles.

DE	MECANISMO
Ginesteína	↑ Adipogénesis
	↑ Expresión de genes adipogénicos
	↑ PPAR (receptores activados de la acción de los peroxisomas)
Compuestos	↑ Receptores nucleares (PPAR)
órgano-estáñicos	↓ Aromatasa (Convierte testosterona en estrógeno)
	↑ Adipogénesis
	↓ Acción de la 11-beta-hidroxiesteroide deshidrogenasa
	↑ Cortisol
Cd^{+2}	↑ Estrés oxidativo
	↑Niveles séricos de prolactina
	↑ Hormona Luteinizante
Fructosa	↑ Triglicéridos
	↑ Apo-B
	↑ Ganancia de peso
	↑ Cortisol
	↑ Insulina

Fuente: (Irshad et al., 2021; Matys et al., 2020, Haverinen et al., 2021; Lama et al., 2022).

Tabla 2. Mecanismos mediados por disruptores endocrinos y que ocasionan enfermedades no transmisibles. *Continuación.*

DE	MECANISMO
Bisfenol A	↑ Insulina
	↑ Leptina
	↑ TNF-α, IL-1β
	↓ Adiponectina
	↑ Adipogénesis
	↑ Aumento Estrés oxidativo
Ftalatos	↑ Peroxidación de lípidos
	↑ Estrés oxidativo
	↑ Intolerancia a la insulina
Dioxinas	↑ Lípidos y lipoproteínas anormales
	↑ TNF-α, IL-1β y TGF- β
	↓ Lipoproteína lipasa
	↓ Caderina endotelial vascular hepática
	↑ Resistencia a la insulina
	↓ Regulación de la subunidad β del receptor de insulina, IRS1 y Glut-4
	↑ Grasa periférica y de la captación de ácidos grasos Libres.
	↓ Capacidad antioxidante
	↑ Apoptosis

Fuente: (Irshad et al., 2021; Matys et al., 2020, Haverinen et al., 2021; Lama et al., 2022).

Tabla 2. Mecanismos mediados por disruptores endócrinos y que ocasionan enfermedades no transmisibles. *Continuación.*

DE	MECANISMO
Fructosa	↓ Capacidad antioxidante
	↑ Estrés oxidativo
	↑ Peroxidación de lípidos
	↑ TNF-α, IL-10 e interferón λ
	↑ Proteína-1 quimiotractante de monocitos y quimiotractante de queratinocitos-1.
	↓ Adiponectina
	↓ Proteína de unión a los ácidos grasos.
	↓ Función de las mitocondrias

Fuente: (Balali-Mood et al., 2021; Irshad et al., 2021; Matys et al., 2020, Haverinen et al., 2021; Lama et al., 2022).

Existen condiciones a considerar para que los DEs puedan interferir con la salud:

a) Utilizando métodos analíticos como la cromatografía de alta resolución (HPLC), es necesario determinar si los DEs está presente en el tejido adiposo.

b) Comprobar si se ha encontrado que los DEs tienen la capacidad de afectar negativamente el tejido adiposo, lo que puede causar un aumento del mismo, hiperplasia e hipertrofia.

c) Establecer una relación entre DE y el efecto, es decir, que la cantidad de contaminación en el cuerpo sea la necesaria para causar modificaciones en la producción y uso de energía.

Descubrir una posible influencia de DEs sobre el estado epigenético de los humanos permitiría la disminución de la carga de enfermedad que se asocia a estos desórdenes o patologías en las generaciones del futuro al mismo tiempo que se irán clarificando y estableciendo nuevos mecanismos de acción, que puede ayudar en la reducción de enfermedades no transmisibles.

CAPÍTULO III. INTERVENCIÓN NUTRICIONAL EN LAS ENFERMEDADES NO TRANSMISIBLES

Intervención nutricional en el paciente con obesidad

La obesidad, al ser una enfermedad multifactorial, requiere un tratamiento multidisciplinario y la ejecución de diversas intervenciones según la fase de la patología y el propósito. El objetivo de la intervención nutricional de la obesidad es lograr un peso saludable mediante la reducción de la masa grasa a largo plazo, en combinación con un cambio en el comportamiento y estilo de vida, cuyas estrategias deberán estar basadas en evidencia.

Con base en lo anterior, la intervención nutricional debe ser diseñada de manera individual luego de una exhaustiva evaluación y acertado diagnóstico.

Según la Asociación de Nutrición y Dietética, el requerimiento energético del paciente con obesidad debe calcularse a través de la calorimetría indirecta. De no estar disponible, el profesional de la nutrición puede utilizar la ecuación de Mifflin-St. Jeor con base en el peso actual para estimar la tasa metabólica basal en adultos con sobrepeso y obesidad y, a consideración del mismo, aplicar el factor de actividad pertinente, cuyos puntos de corte son: sedentario 1.0 a 1.4, actividad baja 1.5 a 1.6, activo 1.7 a 1.8, y muy activo 1.9 a 2.5. En este sentido, con la finalidad de lograr y mantener una adecuación de nutrientes en una ingesta reducida de calorías, se recomiendan intervenciones entre 1200 Kcal y 1500 kcal/día en mujeres y 1500 Kcal y 1800 Kcal/día en hombres; o bien, un déficit energético de 500 a 750 Kcal/día (AND, 2016).

Por su parte, en México, la Guía de Práctica Clínica para el Diagnóstico y Tratamiento del Sobrepeso y Obesidad Exógena dicta que un déficit promedio de 500 Kcal/día debería resultar en una pérdida de peso inicial de aproximadamente 0.5 Kg/semana. Sin embargo, después de 3 a 6 meses, la pérdida de masa magra hace más lenta la respuesta a la pérdida de peso, por lo tanto, para propiciar una pérdida continua, se requiere incrementar la restricción calórica o un incremento en el gasto calórico con un incremento en la actividad física (Hall et al., 2011). Además, con base en esta guía, se sugiere elegir patrones dietéticos como la dieta DASH (Dietary Approaches to Stop Hypertension) o la dieta mediterránea, más que enfocar la intervención en un nutriente específico, para la disminución de peso corporal en pacientes adultos (Barkoukis et al. 2016).

Sin embargo, hay varias estrategias y/o tipos de dieta para la pérdida de peso con evidencia científica, las cuales, con base en la respuesta metabólica del paciente, pueden ser utilizadas manera simultánea o consecutiva para alcanzar los objetivos nutricionales establecidos (AND, 2016). Tales estrategias se describen a continuación.

Disminuir las bebidas endulzadas

Las bebidas azucaradas son una de las principales fuentes de azúcares añadidos en la dieta y, su consumo se ha relacionado con la ganancia de peso y riesgo a la salud. Fuerte evidencia proveniente de estudios de cohorte sobre ensayos clínicos que evalúan los factores de riesgo cardiometabólicos, respaldan un factor etiológico de las bebidas azucaradas en relación con el aumento de peso y las enfermedades cardiometabólicas (Malik et al., 2022).

En México, según la Encuesta Nacional de Salud y Nutrición 2018-2019 la mitad de la población adulta reportó un consumo mayor a 500 g por día de bebidas endulzadas, por tanto, la restricción de las mismas tendría como consecuencia un impacto importante en el consumo calórico diario (Rodríguez-Ramírez et al., 2020).

Esta estrategia debe ser exitosa en el tratamiento de la obesidad si las calorías que se restringen al dejar de consumir bebidas azucaradas, no son compensadas con la ingesta de otros alimentos (AND, 2016). Estudios han demostrado que reemplazar las bebidas con aporte calórico por agua natural, resulta en una pérdida del 2% al 2.5% en 6 meses (Tate et al. 2012).

Control de porciones

Las porciones grandes de alimentos aumentan el consumo calórico a lo largo del día, por lo tanto, se recomienda brindar una educación en nutrición que tenga como objetivo el dominio de las porciones estandarizadas. Las herramientas de control de porciones pueden ayudar a modular la ingesta al promover la planificación de comidas y corregir la percepción errónea de tamaños de porciones inapropiados al momento de servir. Con base en lo anterior, se considera una buena estrategia para el control de peso (Vargas-Álvarez et al., 2021).

El control de porciones puede alcanzarse a través de diferentes estrategias, incluyendo alimentos empaquetados que contengan una cantidad definida de energía, utensilios que faciliten el control de porciones y platillos completos con cantidades específicas y definidas. Se ha comprobado que comer una o más comidas por día estandarizada por porciones como parte de un programa de control de peso, resulta en una reducción de la ingesta de energía y pérdida de peso en adultos (AND, 2016).

Dieta baja en calorías

La dieta baja en calorías es aquella que tiene un aporte mayor a las 800 Kcal y que, generalmente, oscila en el rango de 1200-1600 Kcal por día. Requiere del diseño de un plan de alimentación individualizado, con sus comidas y porciones. Es una estrategia que puede adoptarse como estilo de vida y no presenta riesgos a la salud, así que puede utilizarse tanto en el tratamiento para la pérdida de peso, como en la etapa de mantenimiento (AND, 2016; Fuglestad et al. 2012).

Dieta muy baja en calorías

Dieta que aporta <800 Kcal por día y, generalmente, son consumidas a través de malteadas. Aunque es efectivo para la pérdida de peso, no es recomendado por el riesgo a la salud que tal plan ocasiona debido a las deficiencias nutricionales que se presentan a mediano y largo plazo. Se diseña con el objetivo de preservar masa magra aportando de 70-100 gramos de proteína por día o 0.8 a 1.5 gramos de proteína por kilogramo de peso ideal. Usualmente se indica en pacientes que van a someterse a una cirugía bariátrica, con la finalidad de reducir el riesgo durante la cirugía en sujetos con obesidad mórbida. Es considerada apropiada solo en pacientes con un IMC igual o mayor a 30 (Zubrzycki et al., 2018; AND, 2016).

Dieta baja en hidratos de carbono

Comúnmente definida como aquella que aporta no más de 20 gramos de hidratos de carbono por día. No se restringe ningún otro macronutriente, tampoco la energía. Una vez que se alcanza el peso ideal, la ingesta de hidratos de carbono puede aumentar hasta 50 gramos por día. Es un tipo de dieta que disminuye la concentración de triglicéridos en sangre y aumenta las moléculas de c-HDL, lipoproteína que participa en el transporte inverso del colesterol (Barber et al., 2021; AND, 2016; Martin et al. 2011).

Dieta alta en proteína con restricción calórica

Definida como aquella que destina por lo menos 20% del valor calórico total a la proteína, sin una cantidad definida para los hidratos de carbono y las grasas. Para tener éxito, debe ir acompañada de una restricción calórica y el diseño individualizado de un plan diseñado de alimentación (Dong et al., 2020; AND, 2016; Westerterp-Plantenga et al. 2012).

Dieta DASH con restricción calórica

La dieta DASH se originó en la década de los 90s y ha sido ampliamente estudiada en cuanto al tratamiento de la hipertensión arterial, sin embargo, debido a que ha presentado efectos benéficos en varias enfermedades transmisibles, se continuará hablando de la misma a lo largo de este capítulo.

La dieta DASH se basa en el consumo de frutas, verduras, granos enteros, nueces, legumbres, semillas, lácteos bajos en grasa y carnes magras, limitando el consumo de sodio a 1500 mg por día, la cafeína y el alcohol.

La guía de porciones según esta intervención debe incluir lo siguiente: más de 5 porciones de verdura al día, alrededor de 5 porciones de fruta al día, alrededor de 7 porciones de cereales al día, alrededor de 2 porciones de productos lácteos bajos en grasa por día, dos o menos porciones de alimentos de origen animal al día y, consumir nueces y semillas de 2 a 3 veces por semana.

Además de lo anteriormente mencionado, se recomienda el consumo de verduras de hoja verde, como el brócoli y las espinacas; cereales integrales como el trigo, mijo y avena; frutas de bajo índice glucémico; y legumbres y leguminosas. La grasa debe provenir de aceite de oliva, aguacate, nueces y pescados ricos en omega 3.

En cuanto a la proteína, se aconseja que sea proveniente de alimentos como legumbres, soya, nueces y semillas, carnes magras, lácteos descremados, huevo y pescado (Challa et al., 2022).

Se recomienda combinar con una restricción calórica ya que se ha demostrado que la práctica de la dieta DASH mejora la reducción en la tensión arterial en comparación con una pérdida de peso que tenga como base cualquier otra estrategia nutricional (AND, 2016).

Dieta mediterránea con restricción calórica

La tradicional dieta mediterránea se basa en el consumo de frutas, verduras, granos, nueces y semillas, con el mínimo consumo de alimentos procesados, y el aceite de oliva como fuente principal de grasa. El consumo de lácteos, pescado y aves es de bajo a moderado y el de carne roja se limita a porciones y frecuencia mínima. Para la pérdida de peso, se recomienda combinarla con una restricción calórica. La dieta mediterránea puede mejorar los factores de riesgo cardiovasculares, como tensión arterial y glucemia (AND, 2016; Doménech et al. 2014).

La dieta mediterránea ha demostrado tener efectos positivos en algunas consecuencias inevitables a lo largo de la pérdida de peso en el paciente con obesidad. Por ejemplo, se ha comprobado que la dieta mediterránea puede prevenir la pérdida de masa muscular. Diferentes estudios transversales describieron asociaciones positivas entre la adherencia a la dieta mediterránea y la conservación de la masa libre de grasa, puede contribuir a reducir la pérdida de masa , y función del músculo esquelético, especialmente en mujeres adultas (Kelaiditi et al., 2016) lo cual se atribuye, entre otros factores, al consumo de micronutrientes, como las vitaminas C y E o los carotenoides y a sus propiedades antiinflamatorias y antioxidantes, las cuales pueden garantizar la preservación y conservación del músculo esquelético (Mazza et al., 2021).

Intervención nutricional en el paciente con síndrome metabólico y sus criterios diagnósticos

Se define al Síndrome Metabólico (SM) como el conjunto de alteraciones bioquímicas, fisiológicas y antropométricas, que ocurren simultáneamente y se encuentran vinculadas fisiopatológicamente a través de la resistencia a la insulina y, por ende, incrementan el riesgo de desarrollar diabetes mellitus tipo 2, enfermedades cardiovasculares o ambas (Castro-Barquero et al., 2020) (NOM-015-SSA2-2010).

A nivel mundial, organizaciones han propuesto los criterios diagnósticos para síndrome metabólico. Sin embargo, recientemente se propuso la unificación de tales criterios y la National Heart, Lung and Blood Institute (NHBLI), International Diabetes Federation (IDF), American Heart Association (AHA), dictan que el SM es diagnosticado cuando se cumplen de 3 a 5 de los siguientes criterios: a) Circunferencia de cintura ≥90 cm en hombres y ≥80 cm en mujeres; b) Triglicéridos ≥150 mg/dl; c) HDL < 40 mg/dl en hombres y <50 mg/dl en mujeres; d) Tensión arterial ≥130/85 mmHg; y e) Glucosa plasmática en ayuno ≥100 mg/dl (Alberti et al., 2009).

Es importante mencionar, que una característica destacable de la clasificación anteriormente mencionada, son los puntos de corte establecidos para la clasificación de obesidad abdominal, los cuales son diferentes dependiendo de la población a evaluar, justificado con base en la fuerte relación que presenta la misma con la inflamación sistémica y el desarrollo de la resistencia a la insulina.

Con base en lo anterior, las diferentes estrategias nutricionales para el abordaje del SM se han enfocado a la pérdida de peso, modulación inflamatoria, y mejora a la sensibilidad a la insulina, así como estrategias especificas con base al conjunto de alteraciones que presente cada paciente, es decir, estrategias enfocadas a las dislipidemias, hipertensión arterial e hiperglucemia, según sea el caso. Por lo tanto, en este capítulo, se describirán aquellas estrategias nutricionales que cuentan con evidencia científica en relación a su impacto benéfico en el tratamiento de SM, así como aquellas recomendaciones nutricionales aisladas para cada alteración que forma parte de sus criterios diagnósticos.

Intervención nutricional en el paciente con síndrome metabólico

En México se cuenta con el Manual de Guía Clínica para el Tratamiento de Síndrome Metabólico publicado por la Secretaría de Salud (2015), el cual recomienda una restricción energética de 500 a 1000 calorías al día, con el objetivo de lograr una pérdida de peso de 0.5 a 1 Kg por semana, además, recomienda la siguiente distribución de macronutrientes.

Tabla 3. Distribución de macronutrientes en la dieta para disminuir peso corporal según el Manual de Guía Clínica para el Tratamiento del Síndrome Metabólico.

Macronutriente	Indicación
Hidratos de carbono	40 a 50 % ($\leq$ 10% de hidratos de carbono simples del valor calórico total).
Proteína	20 a 30 % (2:1 proteína de origen animal y de origen vegetal, respectivamente) del valor calórico total. 1.0-1.1 g/Kg peso actual (IMSS, 2013)
Lípidos	25 a 30% ($\leq$ 7% saturados, $\leq$ 10% poliinsaturados y $\leq$ 15% monoinsaturados, colesterol $\leq$ 200 mg/día) del valor calórico total.

(Fuente: Secretaría de Salud, 2015).

Intervención nutricional en el paciente con dislipidemias como criterio diagnóstico de síndrome metabólico

Según la NORMA Oficial Mexicana NOM-037-SSA2-2012, Para la prevención, tratamiento y control de las dislipidemias, el tratamiento de los pacientes con dislipidemias, las cuales incluyen la hipertrigliceridemia e hipoalfalipoproteinemia, ambos considerados criterios diagnósticos para SM, debe tener las siguientes características.

En relación al aporte energético, en pacientes con un IMC >30, se recomienda una restricción energética con un aporte de 20-25 Kcal/día con base en el peso recomendable, sin embargo, se aconseja comenzar con una restricción de 250 a 500 Kcal del consumo habitual, hasta llegar a una dieta hipocalórica de 1200 Kcal, lo anterior con la finalidad de alcanzar una pérdida de peso saludable, lo cual se considera de 0.5 a 1 kg por semana.

Si el paciente presenta un peso normal según su IMC, el aporte energético deberá ser calculado con base a 25 a 40 Kcal/kg/día.

Acerca de la composición de la ingesta nutrimental, se recomienda distribuir el VCT de la siguiente manera: 25 a 35% de grasas totales, <7% de grasas saturadas, hasta 20% de grasas mono insaturadas, hasta 10% de grasas poli insaturadas, menos de 1% de grasas trans, 50 a 60% de hidratos de carbono principalmente complejos, 20-30 g fibra, 15% de proteínas y limitar el colesterol a 200 mg/día.

Con respecto a las recomendaciones nutricionales, la NOM especifica para aquellos que tengan un diagnóstico de hipertrigliceridemia limitar el consumo de grasas saturadas y azúcares refinados, aumentar el consumo de fibras solubles y evitar el consumo de bebidas alcohólicas.

En lo que concierne a la actividad física, ésta deberá contribuir a un gasto aproximado de 200 Kcal diarias.

Por su parte, la Guía Práctica Clínica (GPC) para Diagnóstico y Tratamiento de Dislipidemias del Instituto Mexicano del Seguro Social (2016), brinda algunas recomendaciones para el tratamiento no farmacológico en la prevención primaria y secundaria. Las cuáles indican. Incluir la educación hacia un estilo de vida saludable, la promoción de actividad física, el buen manejo dele estrés, evitar el tabaquismo y disminuir los factores de riesgo psicosocial. Además, si el sujeto presenta alto riesgo cardiovascular, se sugiere una intervención multidisciplinaria.

En cuanto a la actividad física, la GPC presenta una recomendación específica para la hipoalfalipoproteinemia, uno de los criterios diagnósticos par SM. Se ha demostrado que una caminata a paso rápido, con un total de 25-30 km por semana, puede aumentar las concentraciones de HDL en 3.1 a 6 mg/dl.

Sin embargo, en relación a la intervención nutricia, se limita a dar las características de una dieta saludable, al indicar respecto al consumo de grasas, un porcentaje menor al 10% del VCT de saturadas, resaltando la importancia de remplazar por ácidos grasos poliinsaturados. Se menciona que los ácidos grasos trans e insaturados deben consumirse tan poco como sea posible y representar menos del 1% de la ingesta total.

En cuanto al consumo de frutas y verduras, se sugiere un consumo de 200 gramos o más por día, respectivamente, así como el consumo de pescado de una a dos veces por semana, así como limitar el consumo de bebidas alcohólicas a 20 gramos por día para los hombres y 10 gramos por día para mujeres.

Intervención nutricional en el paciente con hipertensión arterial sistémica como criterio diagnóstico de síndrome metabólico

Según la Norma Oficial Mexicana PROY-NOM-030-SSA2-2017, Para la prevención, detección, diagnóstico, tratamiento y control de la hipertensión arterial sistémica, dentro de la prevención primaria se sugiere un plan de control de peso, a través de una alimentación correcta y ejercicio adecuado el cual debe incluir, por lo menos 30 minutos continuos cinco días a la semana, así como reducir el consumo, cuya ingestión no debe exceder de 6 g/día (2.4 g de sodio).

En cuanto a la intervención nutricional, el requerimiento energético debe ser calculado entre 20 a 25 kcal/kg, si el paciente se encuentra en un peso saludable y, si se encuentra en sobrepeso u obesidad, de 15 a 20 kcal/kg.

La intervención nutricia debe contemplar un contenido en grasa entre el 25 y 30%, de los cuáles <10% debe corresponder a grasas saturadas, <10% a poli insaturadas y, por último <10% a mono insaturadas.

Así mismo, se recomienda que la intervención sea diseñada para garantizar una adecuada ingesta de potasio, magnesio y calcio por medio de un consumo suficiente de frutas, verduras, leguminosas y lácteos descremados, así como desalentar el tabaquismo.

Intervención nutricional en el paciente con hiperglucemia como criterio diagnóstico de síndrome metabólico

Con base en los resultados de la Encuesta Nacional de Salud y Nutrición 2018-2019, el 81.6% de los adultos mexicanos presentan obesidad abdominal. Partiendo de esta premisa, el riesgo al desarrollo de resistencia a la insulina es alto debido a las alteraciones e inflamación que tal condición antropométrica ocasiona.

Por su parte, en el año 2020 se reportó que el 15.7% de la población mexicana fue diagnosticada con diabetes, colocando a México entre los países con mayor prevalencia de esta enfermedad a nivel mundial.

A pesar de que en México se cuenta con recomendaciones nutricionales para el paciente con diabetes, las más actuales fueron publicadas en el 2022 por la Asociación Americana de Diabetes.

La Asociación Americana de Diabetes recomienda alcanzar una pérdida de peso mínima del 5% en quienes presentan sobrepeso u obesidad, así como un plan individualizado basado en los objetivos metabólicos. No se reconoce un patrón alimentario específico para la atención de esta patología, no obstante, se puede aplicar una variedad de comidas que satisfagan las necesidades y preferencias individuales. Sin embargo, la dieta mediterránea es reconocida como una buena intervención nutricional para los pacientes con diabetes tanto por la Asociación Americana de Diabetes, como por la Guía Práctica Clínica para el Diagnóstico y Tratamiento farmacológico de la Diabetes Mellitus Tipo 2 en el Primer Nivel de atención, ya que, al ser rica en grasas mono y poli insaturadas, mejora el metabolismo de la glucosa.

Respecto al consumo de hidratos de carbono, la Asociación Americana de Diabetes, afirma que la reducción de la ingesta total de los mismos ha demostrado la mayor evidencia para mejorar la glucemia. Se recomiendan fuentes altas en fibra con el objetivo de consumir por lo menos 14 gramos por cada 1000 kcal y mínimamente procesados. Los planes de alimentación deben contener principalmente verduras, frutas, granos enteros, lácteos, considerando un aporte mínimo de azúcares añadidos y se debe motivar a cambiar en consumo de bebidas endulzadas por agua natural.

Referente al consumo de sodio, se recomienda limitarlo a <2300 mg/día y se sugiere evitar la suplementación con hierbas y especias para mejorar los resultados en las personas con diabetes, ya que no se cuenta con respaldo científico de los mismos y puede resultar metabólicamente contraproducente. De igual manera, no se cuenta con evidencia de que la suplementación de vitaminas y minerales mejoren el metabolismo de la glucosa.

En relación a los edulcorantes, su consumo puede reducir la ingesta total de calorías e hidratos de carbono, siempre que no haya un aumento compensatorio de la ingesta de energía de otras fuentes. Sin embargo, vale la pena valorar el cambio de hábitos hacia la disminución del consumo de alimentos dulces, su impacto en la absorción de nutrientes y considerar las alteraciones en la microbiota.

Patrones de alimentación y estrategias nutricionales recomendadas en el paciente con síndrome metabólico

Dieta mediterránea

El valor calórico total (VCT) de la dieta mediterránea se encuentra distribuido de la siguiente manera, 35-45% para grasas, constituido principalmente por ácidos grasos mono insaturados, aceite de oliva extra virgen, y oleaginosas, como las nueces; 35-45% para hidratos de carbono y; 15 a 18% del VCT para proteína.

En relación a su impacto benéfico en pacientes con SM, se ha demostrado que esta estrategia nutricional reduce la incidencia de enfermedades cardiovasculares (Franquesa et al., 2019) y diabetes mellitus tipo 2 (Finicelli et al., 2019), se ha relacionado con una disminución en la presión sanguínea sistólica y diastólica (Godos et al., 2017), ha presentado una asociación inversa con la mortalidad (Gaforio et al. 2019) y mejoría en las alteraciones de los lípidos y dislipidemias (Antoniazzi et al., 2021).

Dieta DASH

La dieta DASH cuenta con las siguientes características para el diseño de la intervención nutricia: se recomienda que el 27% del VCT provenga de lípidos, de los cuales, solo el 6% puede ser de grasas saturadas, el 55% de hidratos de carbono y el 18% de proteínas.

La dieta DASH también incluye alimentos ricos en potasio, calcio y magnesio, ya que estos previenen la disfunción endotelial y promueven la relajación del músculo liso endotelial. Algunos de los alimentos ricos en potasio incluyen plátanos, naranjas y espinacas. El calcio es rico en productos lácteos y vegetales de hojas verdes. El magnesio está presente en una variedad de granos integrales, vegetales de hojas, nueces y semillas (Challa et al., 2022).

Según estudios realizados, la dieta DASH ha mostrado mejoría en los siguientes criterios diagnósticos de SM: reducción de la presión arterial sistólica (puede ayudar disminuir entre 6 a 11 mmHg) y diastólica (Filippou et al., 2020), estos efectos se han observado en personas normo e hipertensas. Además, propicia una reducción del índice de masa corporal y circunferencia de cintura (Phillips et al., 2019), mejora en el perfil cardiometabólico (Drehmer et al., 2017) y disminuye la incidencia de diabetes mellitus 2 (Schwingshackl et al., 2018).

Dieta basada en plantas

Las dietas basadas en plantas se han asociado con la pérdida de peso y otros beneficios a la salud. Generalmente, son adoptadas para buscar un mejor estado de salud y por razones éticas y ambientales. Dentro de esta clasificación, se incluyen las dietas veganas y ovo-lacto-vegetarianas, las cuales tienen la principal característica de reducir o restringir y seleccionar los alimentos de origen animal, incrementar la ingesta de alimentos a base de plantas con un aporte de grasas rico en ácidos grasos poli insaturados.

A través de este tipo de patrones alimentarios, se consumen alimentos de baja densidad calórica, estrategia que ha demostrado ser más efectiva que el control de porciones.

Las dietas basadas en plantas son ricas en fibra y fitoquímicos y no solo proporcionan beneficios para la prevención de enfermedades, sino que también tienen un impacto sustancial en el composición y función de la microbiota intestinal, que a su vez influye en el estado de salud (Ivanova et al., 2021).

Tanto la dieta vegetariana como la vegana, son apropiadas para todas las etapas del ciclo de vida, incluido el embarazo y la lactancia, todas las etapas de la infancia, los ancianos y los deportistas (Craig et al., 2021).

En cuanto a su efecto positivo sobre los criterios diagnósticos de SM, se ha demostrado que reduce la presión arterial sistólica y diastólica (Hemler et al., 2019), el peso corporal y riesgo de obesidad (Konieczna et al., 2019), así como el riesgo a desarrollar diabetes mellitus tipo 2 (Kim et al., 2018) y enfermedades cardiovasculares (Kahleova et al., 2019).

Dieta baja en hidratos de carbono y muy bajas en hidratos de carbono

La dieta baja y muy baja en hidratos de carbono son estrategias nutricionales que se han utilizado para la pérdida de masa grasa y disminución del peso corporal.
La dieta baja en hidratos de carbono es aquella que cuenta con un 50% del VCT proveniente de hidratos de carbono, 20 a 30% de proteínas y alrededor de 30% de grasas.

Por su parte, la dieta muy baja en hidratos de carbono tiene un aporte menor al 10% de su VCT proveniente de hidratos de carbono, de hecho, la Asociación de Nutrición y Dietética dicta que este tipo de planes de alimentación no deben sobrepasar los 20 gramos/día de hidratos de carbono cuando se busca una pérdida de peso, y 50 gramos/día de hidratos de carbono para un paciente en mantenimiento. Al igual que la dieta baja en hidratos de carbono, es alta en proteína al aportar 20 a 30%, y un porcentaje del VCT correspondiente a grasas hasta el 70%.

Estos planes de alimentación han demostrado tener como consecuencia mejoras metabólicas importantes (Evert et al., 2019). Mejoran la presión arterial diastólica (Bueno et al., 2013), reducen los niveles de colesterol LDL y triglicéridos, así como los niveles de hemoglobina glucosilada (Evert et al., 2019), favorecen la sensibilidad a la insulina (Livesey et al., 2019) y los niveles de colesterol HDL.

Cabe mencionar que, ya que las estrategias nutricionales mencionadas pueden llegar a presentar un alto porcentaje de grasa del VCT, resulta muy importante la fuente de las mismas ya que, como se ha mencionado anteriormente, el SM tiene como principal etiología la obesidad abdominal, la inflamación sistémica y la resistencia a la insulina, por tanto, proveer un plan de alimentación que contenga alimentos que propicien la inflamación, como las grasas saturadas, podrían impedir la mejora metabólica que se busca en el paciente.

Dieta baja en grasas

La dieta baja en grasas consiste en un aporte <30% de grasas (<10% de grasas saturadas), entre 15 y 17% de proteína y de 50 a 60% de hidratos de carbono del VCT.

La dieta baja en grasas cuenta con evidencia científica en relación a su beneficio en la presión arterial sistólica y diastólica, mejora del perfil lipídico y pérdida de peso a corto plazo, y reducción del riesgo de mortalidad (Ge et al., 2020).

Dieta alta en proteína

Esta estrategia nutricional se caracteriza por un aporte de 20 a 30% de proteína del VCT, o bien, 1.34 a 1.5 g/kg/día, así como un aporte bajo en hidratos de carbono que va del 40 a 50%.

La dieta alta en proteínas tiene fuerte evidencia en la reducción de los niveles de triglicéridos, uno de los criterios diagnósticos de SM (Campos-Nonato et al., 2017).

Dieta nórdica

La dieta nórdica es muy similar a la dieta mediterránea ya que ambos patrones de alimentación promueven un consumo abundante de frutas y verduras, cereales integrales y pescado, así como la restricción de grasas saturadas, carnes rojas y alimentos procesados.

En cuanto al consumo de aceite, la dieta nórdica recomienda el consumo de aceite de canola y destaca por su aporte en frutos rojos, como arándanos y fresas.

En ese sentido, la dieta nórdica se distingue por su potente poder antiinflamatorio al estar constituida por alimentos ricos en antioxidantes. Ya que la inflamación se ha vinculado con la patogénesis de diversas enfermedades crónicas, este patrón de alimentación ha sido ampliamente estudiando en relación a su impacto en los biomarcadores (Lankinen et al., 2019).

Finalmente, respecto a los criterios diagnósticos para SM, este patrón alimenticio ha demostrado impactar de manera positiva en la presión arterial sistólica y diastólica y en los niveles del colesterol HDL (Ramezani-Jolfaie et al., 2019).

Intervención nutricional en el paciente oncológico

A pesar de que las alteraciones metabólicas que se presentan en el paciente oncológico son similares independiente al tipo y estadio del cáncer, los objetivos de la terapia nutricia pueden ser diversos, ya que cada situación presenta particularidades específicas, por lo que algunos objetivos pueden ser: mantener o mejorar la ingesta energética; mantener masa muscular y función física; mejorar calidad de vida: optimizar el estado nutricional; mantener un nivel sérico de proteínas adecuado; prevenir nauseas y vómito, pérdida de peso, anorexia y malnutrición; contrarrestar los efectos secundarios de la terapia (cirugía, quimioterapia y radiación); promover la ingesta de alimentos saludables que le brinden al cuerpo calorías y nutrientes como energía, para reparar, recuperarse y sanar; evitar NPT y Enteral lo mas posible ya que estos pacientes generalmente tienen problemas con el balance y retención de fluidos; mantener un peso saludable para prologar la vida de estos pacientes; restricción de sodio si el edema y ascitis son significantes; reducir la retención de líquidos y ascitis; y mantener una hidratación adecuada, entre muchos otros.

La ESPEN (European Society for Clinical Nutrition and Metabolism), en su Guía Práctica: Nutrición clínica en cáncer (2021), recomienda, en relación al requerimiento energético, sea calculada, sino es posible de manera individual, con 25 a 30 Kcal/kg/día. Se aconseja diseñar una intervención nutricional para aumentar la ingesta oral en pacientes con cáncer que pueden comer, pero están desnutridos o en riesgo de desnutrición. La intervención nutricia comprende consejería dietética, el tratamiento de síntomas y trastornos que impiden la ingesta de alimentos (síntomas de impacto nutricional), y ofrecer suplementos nutricionales orales. Si la ingesta de alimentos por vía oral disminuye severamente durante un período prolongado, se recomienda aumentarla por vía oral, enteral o parenteral, según se considere pertinente. Se recomienda un incremento gradual para prevenir un síndrome de realimentación.

En el paciente oncológico que no pueda ingerir, digerir o absorber alimentos, el soporte nutricio será de vital importancia, sin embargo, como se menciona anteriormente, siempre deberá respetarse la función del tracto gastrointestinal. En pacientes con tumores que alteran la ingesta oral o el transporte de alimentos en la parte superior tracto gastrointestinal (GI), el estado nutricional puede mejorar a través de nutrición enteral. En casos de insuficiencia intestinal grave por radiación, enteritis, obstrucción intestinal crónica y síndrome de intestino corto, la nutrición parenteral puede mantener el estado nutricional.

En cuanto a la ingesta proteica, debe ser de por lo menos 1 g/kg/día, y, de ser posible hasta 1.5 g/kg/día. Cabe resaltar, que no hay suficiente evidencia para recomendar la suplementación con aminoácidos de cadena ramificada u otro aminoácido para incrementar la masa libre de grasa. A su vez, tampoco se cuenta con evidencia que respalde el uso de glutamina para prevenir enteritis, diarrea o esofagitis, y los efectos secundarios de la quimioterapia.

En lo que concierne a los micronutrientes, las vitaminas y los minerales se deben ingerir en cantidades aproximadamente iguales a las diarias recomendadas. De hecho, se recomienda desalentar la suplementación excesiva y en altas dosis de micronutrientes a menos de que se haya identificado una deficiencia específica.

Lo anterior con base en la falta de evidencia en cuanto a la relación de la suplementación terapéutica de los micronutrientes y una menor incidencia de cáncer o pronóstico de la enfermedad.

En pacientes de cáncer que pierden peso con resistencia a la insulina, se recomienda aumentar la proporción de energía proveniente de las en lugar de la energía proveniente de hidratos de carbono. Esto tiene como objetivo aumentar la densidad energética de la dieta y reducir la carga glucémica, además, se ha comprobado que las grasas son efectivamente utilizadas como fuente de energía en el paciente oncológico.

Respecto al uso de probióticos, no hay respaldo científico suficiente para indicar si uso con la intención de reducir la diarrea inducida por la radiación.

En cuanto a los edulcorantes o endulzantes artificiales, su uso ha sido un tema polémico entre los profesionales de salud y no solo en relación al cáncer, sino en muchas otras enfermedades e, incluso, en el adulto sano. Es importante tomar en cuenta que los edulcorantes no solo se consumen de forma individual, sino se encuentran añadidos en un sinfín de productos alimentarios con la finalidad de aumentar su palatabilidad. Varios estudios han relacionado el consumo de los mismos con una mayor incidencia en obesidad, hipertensión, síndrome metabólico, diabetes mellitus tipo 2 y enfermedades cardiovasculares. Sin embargo, a pesar de que se han estudiado ampliamente sus efectos secundarios, aun no existe suficiente evidencia con base en la cual se pueda prohibir su consumo. En relación con el cáncer, algunos estudios han relacionado el consumo de edulcorantes, principalmente el aspartame y el acesulfame K, con el riesgo a desarrollar cáncer de mama y a los tipos de cáncer que se relacionan con la obesidad, pero organismos internacionales no han tomado una postura en relación a la recomendación de consumo (Debras et al., 2022).

Para los sobrevivientes de cáncer, se les recomienda adoptar una rutina de actividad física, así como mantener un peso saludable, dentro de los rangos de IMC que indican normopeso (IMC 18.5-25 kg/m^2), así como mantener un estilo de vida saludable con una dieta basada en verduras, frutas, granos enteros y baja en grasas saturadas, carnes rojas y alcohol. Con base en tales características y en lo que se ha mencionado en los capítulos anteriores, una dieta mediterránea, DASH, nórdica y aquellos patrones de alimentación basados en plantas, son una buena opción para este tipo de pacientes.

En pacientes con un mal pronóstico de la enfermedad y corta esperanza de vida, se recomienda un tratamiento nutricio basado en la comodidad. La nutrición parenteral no ha mostrado tener beneficios en el paciente, aunque en algunos casos, la hidratación es necesaria.

Estrategias nutricionales para el manejo de los síntomas relacionados con el tratamiento

- Anorexia y pérdida de peso: La radiación y quimioterapia pueden propiciar anorexia, depresión, dolor, entre otros efectos secundarios que pueden ocasionar anorexia y, por consecuencia, pérdida de peso, sin mencionar el hipercatabolismo bajo el cual se encuentran los pacientes oncológicos. Con la finalidad de mejorar el apetito y promover un consumo adecuado de calorías y proteína, se recomiendan comidas pequeñas y frecuentes (>6 comidas a lo largo del día) con alimentos con alta densidad energética. Se debe aconsejar al paciente para consumir la comida más abundante cuando sienta más hambre, comenzar por consumir los alimentos ricos en proteína, procurar mantener alimentos y bebidas hipercalóricos a fácil alcance y mantenerse tan activo como le sea posible para estimular el apetito.

- Náuseas y vómito: para contrarrestar estas alteraciones gastrointestinales se debe sugerir consumir pequeñas y frecuentes cantidades de comida, así como propiciar el consumo de alimentos con bajo contenido en fibra, comidas y bebidas frías (ya que son mas fáciles de tolerar), evitar comidas ricas en grasa, picante o dulces y alimentos con aromas fuertes. Se debe recomendar consumir bebidas entre comidas en lugar de alimentos solidos y consumir los alimentos sentado con la cabeza erguida por lo menos una hora después de haber consumido los alimentos. A su vez, es importante mencionarle al paciente que evite consumir alimentos o bebidas hasta que el vómito haya cesado, posteriormente consumir bebidas, como jugo de arándanos y snacks salado como pretzels.

- Fatiga: se debe recomendar tener comidas listas para su consumo en casa, consumir bastantes líquidos (agua, jugos claros, bebidas deportivas té) y alimentos con alta densidad energética.

- Diarrea: se recomienda una dieta libre de lactosa, así como disminuir el consumo de grasa. Se sugiere la ingesta de bastantes fluidos como agua, jugos claros, bebidas deportivas, té o soluciones orales rehidratantes, evitar alimentos picantes y la cafeína.
Además, se deben calcular comidas pequeñas con alimentos blandos que incluyan arroz blanco, plátano y pan tostado asegurando un elevado aporte ingesta de fibra soluble. La suplementación con probióticos es importante, sin embargo, para tales indicaciones, se debe hacer una evaluación nutricional completa, ya que requiere especificaciones individualizadas.

- Estreñimiento: las recomendaciones para combatir el estreñimiento en el paciente oncológico incluyen consumir bebidas saludables, como agua, jugos tibios, tés descafeinados y limonada caliente; incrementar el consumo de alimentos ricos en fibra, como granos enteros, vegetales, frutas, nueces y semillas; y aumentar la actividad física como le sea posible.

- Cambios en el gusto y olfato: optar por alimentos fríos. Se aconseja utilizar especias para disfrazar sabores extraños, generalmente, el pescado, huevo, nueces y aves son mas apetecibles que las carnes rojas. Si los alimentos tienen sabor amargo o salado, se puede proponer agregar pequeñas porciones de azúcar (esto ayudará además a incrementar la densidad energética de los alimentos. Si el paciente presenta disgeusia, se puede hacer la recomendación de cepillar sus dientes y lengua y enjuagar su boca regularmente, especialmente antes de comer. Así como enjuagar su boca varias veces al día con 60 ml. de una solución que contenga sal (1c) y bicarbonato de sodio (1c) en 240 ml de agua.

- Dolor el boca y garganta: se aconseja consumir alimentos húmedos y blandos, evitar alimentos secos y duros, el alcohol, cítricos, cafeína, vinagre, picantes y alimentos ácidos (como el tomate). Justo como en el punto anterior, para coadyuvar en el dolor de boca y garganta también se recomiendan los enjuagues bucales y la ingesta abundante de líquidos.

- Aumento de peso involuntario: se recomienda frecuentar alimentos naturales bajos en calorías y altos en fibra como vegetales, frutas, granos enteros y leguminosas; prestar atención al tamaño de las porciones; y regular la actividad física.

- Neutropenia e infección: El tratamiento de cáncer puede debilitar el sistema inmunológico e incrementar el riesgo de infección, por tanto, se debe indicar al paciente no ingerir alimentos crudos, lavar correctamente las frutas y los vegetales, evitar frecuentar lugares con barras buffet, de ensaladas, etc., no beber agua que no sea purificada y, si bebe agua filtrada, cambiar el filtro frecuentemente.

Recomendaciones de actividad física en el paciente oncológico

Estudios sugieren que realizar actividad física puede ayudar reducir a la probabilidad de metástasis y la recurrencia de algunos tipos de cáncer, así como mejorar la tolerancia del tratamiento farmacológico y la calidad de vida durante y después del mismo.

La actividad física, además de ayudar a disminuir la fatiga y depresión, mejora la calidad de vida, aumenta la distancia tolerada a caminar, aumenta la masa y fuerza muscular promoviendo el anabolismo, la flexibilidad y la salud cardiovascular.

En relación a la radio y quimioterapia, el ejercicio ayuda a reducir las náuseas, la fatiga, el estrés, la ansiedad y depresión, ayuda a disminuir la masa grasa y la presión arterial.

Se debe recomendar un entrenamiento supervisado o domiciliario de intensidad moderada (50-75% de la frecuencia cardíaca máxima basal o capacidad aeróbica), tres sesiones por semana, de 10-60 min por sesión de ejercicio. Se sugiere el ejercicio de resistencia individualizado además del ejercicio aeróbico para mantener la fuerza muscular y la masa muscular. Como mínimo, el paciente debe realizar 150 minutos semanales de actividad física, e incluir ejercicios de fuerza por lo menos 2 días a la semana.

Es importante mencionar que realizar actividad física de manera regular puede ayudar a que el paciente reduzca los niveles de estrógeno y otras hormonas que pueden promover el cáncer, la infamación, el riesgo de ganar peso no deseado cuando se combina con una dieta saludable, además de promover una recuperación rápida, mejorar calidad de vida y el estado de ánimo y a reducir el dolor asociado con algunos tratamientos.

CAPÍTULO IV. RECOMENDACIONES NUTRICIONALES PARA EL PACIENTE CON ENFERMEDADES NO TRANSMISIBLES CON BASE EN EL EFECTO DE LAS EXPOSICIONES AMBIENTALES Y LOS DISRUPTORES ENDÓCRINOS

Luego el exhaustivo análisis y, con base en lo expuesto en los capítulos anteriores, se diseñaron las siguientes recomendaciones nutricionales para el abordaje terapéutico de pacientes con enfermedades no transmisibles y sus factores de riesgo con la finalidad de disminuir el contacto y consumo de contaminantes:

- Evitar calentar los alimentos en envases de plástico o en latas porque los contaminantes migran al alimento con el calor.
- Utilizar más los recipientes de vidrio.
- No fumar.
- Realizar actividad física ya que la transpiración ocasionada por el ejercicio es una buena manera de eliminar los obesógenos que están almacenados en las células grasas.
- Evitar utilizar usar sartenes de teflón, es mejor utilizar aquellos que estén hecho a base de cerámica.
- Consumir alimentos ricos en glutatión, como las cricíferas, el ajo, o bien, a través de un suplemento de NAC (N-Acetyl-Cisteína).
- Evitar los obesógenos como el tributilestaño, un agente contaminante que se emplea en los sistemas de conducción de agua o como fungicida de los alimentos; y los pesticidas organoclorados que, a pesar de haber sido prohibidos todavía se detectan en la población, encuentran su peor versión en los alimentos ricos en grasas animales.[41]
- Procurar que la mayoría de los alimentos sean frescos en lugar de procesados y ultra procesados.
- Comprar frutas y verduras producidas sin pesticidas, como productos certificados orgánicos o locales libres de pesticidas.

- Reducir al máximo la ingesta de carnes.

- Evitar almacenar las bebidas y alimentos en envases de plástico, así mismo, evitar la adquisición de alimentos y bebidas que vengan en envases de este material, como el agua embotellada.

- Evitar cocinar y/o almacenar alimentos en utensilios de barro que hayan sido barnizados con loza vidriada a base de plomo.

- Procurar siempre un alto consumo de antioxidantes en la dieta para disminuir los niveles de inflamación.

- Procurar que las especies de pescados que se consumen con mayor regularidad sean aquellas de menor tamaño, limitando su consumo especialmente durante el embarazo.

REFERENCIAS

Academy of Nutrition and Dietetics. (2016). Position of the Academy of Nutrition and Dietetics: Interventions for the Treatment of Overweight and Obesity in Adults. Journal of the Academy of Nutrition and Dietetics. United States of America.

Acosta Ccahuana, Giovanna. (2019). *El sistema endocrino en los seres vivos* [Universidad Nacional de Educación Enrique Guzmán y Valle]. https://repositorio.une.edu.pe/handle/20.500.14039/4586

Agencia para Sustancias Tóxicas y el Registro de Enfermedades. (2022, 30 de noviembre). cdc.gov. https://www.atsdr.cdc.gov/es/index.html

Aguilar, E., Pinilla, L., y Fernández-Fernández, R. (2005). Intentando conocer los mecanismos de control del peso corporal entendemos mejor cómo nos reproducimos: a propósito del neuropéptido Y. *Endocrinología y nutrición: órgano de la Sociedad Española de Endocrinología y Nutricion, 52*(4), 157–165. https://doi.org/10.1016/s1575-0922(05)71006-8

Alberti, K. G., Eckel, R. H., Grundy, S. M., Zimmet, P. Z., Cleeman, J. I., Donato, K. A., Fruchart, J. C., James, W. P., Loria, C. M., Smith, S. C., Jr, International Diabetes Federation Task Force on Epidemiology and Prevention, Hational Heart, Lung, and Blood Institute, American Heart Association, World Heart Federation, International Atherosclerosis Society, & International Association for the Study of Obesity (2009). Harmonizing the metabolic syndrome: a joint interim statement of the International Diabetes Federation Task Force on Epidemiology and Prevention; National Heart, Lung, and Blood Institute; American Heart Association; World Heart Federation; International Atherosclerosis Society; and International Association for the Study of Obesity. *Circulation, 120*(16), 1640–1645. https://doi.org/10.1161/CIRCULATIONAHA.109.192644

American Diabetes Association Professional Practice Committee, Draznin, B.,

Aroda, V. R., Bakris, G., Benson, G., Brown, F. M., Freeman, R., Green, J., Huang, E., Isaacs, D., Kahan, S., Leon, J., Lyons, S. K., Peters, A. L., Prahalad, P., Reusch, J. E. B., & Young-Hyman, D. (2022). 8. Obesity and Weight Management for the Prevention and Treatment of Type 2 Diabetes: Standards of Medical Care in Diabetes-2022. *Diabetes care*, *45*(Suppl 1), S113–S124. https://doi.org/10.2337/dc22-S008

Antoniazzi, L., Arroyo-Olivares, R., Bittencourt, M. S., Tada, M. T., Lima, I., Jannes, C. E., Krieger, J. E., Pereira, A. C., Quintana-Navarro, G., Muñiz-Grijalvo, O., Díaz-Díaz, J. L., Alonso, R., Mata, P., & Santos, R. D. (2021). Adherence to a Mediterranean diet, dyslipidemia and inflammation in familial hypercholesterolemia. *Nutrition, metabolism, and cardiovascular diseases : NMCD*, *31*(7), 2014–2022. https://doi.org/10.1016/j.numecd.2021.04.006

Anyosa Vilcabana, S. M. (2019). *El sistema endocrino en el hombre. Enfermedades y prevención* [Universidad Nacional de Educación Enrique Guzmán y Valle]. https://repositorio.une.edu.pe/handle/20.500.14039/6775

Ardura Rodríguez, P. (2019). Relación entre obesidad y disruptores endocrinos. *NPunto, 2*(18), 1–130. https://www.npunto.es/revista/18/relacion-entre-obesidad-y-disruptores-endocrinos

Arias-Pérez, R. D., Taborda, N. A., Gómez, D. M., Narvaez, J. F., Porras, J., & Hernandez, J. C. (2020). Inflammatory effects of particulate matter air pollution. Environmental science and pollution research international, 27(34), 42390–42404. https://doi.org/10.1007/s11356-020-10574-w

Baker, & McKenzie. (2013, septiembre 18). El que contamina, paga: justicia ambiental en México. Forbes México. https://www.forbes.com.mx/el-que-contamina-paga-justicia-ambiental-en-mexico/

Barber, T. M., Hanson, P., Kabisch, S., Pfeiffer, A. F. H., & Weickert, M. O. (2021). The Low-Carbohydrate Diet: Short-Term Metabolic Efficacy Versus Longer-Term Limitations. *Nutrients, 13*(4), 1187. https://doi.org/10.3390/nu13041187

Barkoukis H. (2016). Nutrition Recommendations in Elderly and Aging. Med Clin North Am. Nov;100(6):1237-1250.
Bischoff, S. C., & Schweinlin, A. (2020). Obesity therapy. *Clinical nutrition ESPEN, 38*, 9–18. https://doi.org/10.1016/j.clnesp.2020.04.013

Balali-Mood, M., Naseri, K., Tahergorabi, Z., Khazdair, M. R., & Sadeghi, M.(2021). Toxic mechanisms of five heavy metals: Mercury, lead, chromium, cadmium, and arsenic. *Frontiers in Pharmacology, 12*, 643972. https://doi.org/10.3389/fphar.2021.643972

Bergman, A., Heindel, J., Jobling, S., Kidd, K., y Zoeller, R. (2012). *Estado de la Ciencia de los Disruptores Endócrinos 2012.* Programa de las Naciones Unidas para el Medio Ambiente (PNUMA).

Biemann, R., Blüher, M., & Isermann, B. (2021). Exposure to endocrine-disrupting compounds such as phthalates and bisphenol A is associated with an increased risk for obesity. Best practice & research. Clinical endocrinology & metabolism, 35(5), 101546. https://doi.org/10.1016/j.beem.2021.101546

Borrajo, E. (2002). Aspectos actuales de la obesidad. *Anales de Pediatría, 56*(4), 1–11. https://www.analesdepediatria.org/es-aspectos-actuales-obesidad-articulo-13031042

Bray G.A. Mechanismsfor development of genetic hypotalamic and dietary obesity. En: *Molecular and Genetic Aspects of Obesity.* Baton Rouge, LA: LSU Press; 1996. p. 2–66

Bueno, N. B., de Melo, I. S., de Oliveira, S. L., & da Rocha Ataide, T. (2013). Very-low-carbohydrate ketogenic diet v. low-fat diet for long-term weight loss: a meta-analysis of randomised controlled trials. *The British journal of nutrition, 110*(7), 1178–1187. https://doi.org/10.1017/S0007114513000548

Calzada-León, Raúl, Altamirano-Bustamante, Nelly, y Ruiz-Reyes, María de la Luz. (2008). Reguladores neuroendocrinos y gastrointestinales del apetito y la saciedad. *Boletín médico del Hospital Infantil de México, 65*(6), 468-487. Recuperado en 17 de noviembre de 2022, de http://www.scielo.org.mx/scielo.php?script=sci_arttext&pid=S1665-11462008000600007&lng=es&tlng=es.

Campbell, M., y Jialal, I. (2022). Physiology, Endocrine Hormones. En: *StatPearls* [Internet]. StatPearls Publishing.

Campos-Nonato, I., Hernandez, L., & Barquera, S. (2017). Effect of a High-Protein Diet versus Standard-Protein Diet on Weight Loss and Biomarkers of Metabolic Syndrome: A Randomized Clinical Trial. *Obesity facts, 10*(3), 238–251. https://doi.org/10.1159/000471485

Castro-Barquero, S., Ruiz-León, A. M., Sierra-Pérez, M., Estruch, R., & Casas, R. (2020). Dietary Strategies for Metabolic Syndrome: A Comprehensive Review. *Nutrients, 12*(10), 2983. https://doi.org/10.3390/nu12102983

Challa, H. J., Ameer , M. A., & Uppaluri, K. R. (2022). DASH Diet To Stop Hypertension. In *StatPearls*. StatPearls Publishing.

CNDH. (s/f). Org.mx. Recuperado el 5 de enero de 2023, de https://www.cndh.org.mx/

Craig, W. J., Mangels, A. R., Fresán, U., Marsh, K., Miles, F. L., Saunders, A. V., Haddad, E. H., Heskey, C. E., Johnston, P., Larson-Meyer, E., & Orlich, M. (2021). The Safe and Effective Use of Plant-Based Diets with Guidelines for Health Professionals. *Nutrients, 13*(11), 4144. https://doi.org/10.3390/nu13114144

Debras, C., Chazelas, E., Srour, B., Druesne-Pecollo, N., Esseddik, Y., Szabo de Edelenyi, F., Agaësse, C., De Sa, A., Lutchia, R., Gigandet, S., Huybrechts, I., Julia, C., Kesse-Guyot, E., Allès, B., Andreeva, V. A., Galan, P., Hercberg, S., Deschasaux-Tanguy, M., & Touvier, M. (2022). Artificial sweeteners and cancer risk: Results from the NutriNet-Santé population-based cohort study. PLoS medicine, 19(3), e1003950. https://doi.org/10.1371/journal.pmed.1003950

Diccionario de cáncer del NCI. (2011, Febrero 2). Instituto Nacional del Cáncer. https://www.cancer.gov/espanol/publicaciones/diccionarios/diccionario-cancer/def/corticotropina

Dong, T. S., Luu, K., Lagishetty, V., Sedighian, F., Woo, S. L., Dreskin, B. W., Katzka, W., Chang, C., Zhou, Y., Arias-Jayo, N., Yang, J., Ahdoot, A., Li, Z., Pisegna, J. R., & Jacobs, J. P. (2020). A High Protein Calorie Restriction Diet Alters the Gut Microbiome in Obesity. *Nutrients, 12*(10), 3221. https://doi.org/10.3390/nu12103221

Drehmer, M., Odegaard, A. O., Schmidt, M. I., Duncan, B. B., Cardoso, L. O., Matos, S., Molina, M., Barreto, S. M., & Pereira, M. A. (2017). Brazilian dietary patterns and the dietary approaches to stop hypertension (DASH) diet-relationship with metabolic syndrome and newly diagnosed diabetes in the ELSA-Brasil study. *Diabetology & metabolic syndrome, 9*, 13. https://doi.org/10.1186/s13098-017-0211-7

Drucker, D. J. (2001). Glucagon-like peptide 2. *The Journal of Clinical Endocrinology and Metabolism, 86*(4), 1759–1764. https://doi.org/10.1210/jcem.86.4.7386

Eckelman, M. J., Sherman, J. D., & MacNeill, A. J. (2018). Life cycle environmental emissions and health damages from the Canadian healthcare system: An economic-environmental-epidemiological analysis. PLoS medicine, 15(7), e1002623. https://doi.org/10.1371/journal.pmed.1002623

Escalada, F. J. (2014). Fisiología del GLP-1 y su papel en la fisiopatología de la diabetes mellitus tipo 2. *Medicina Clínica, 143*(2), 2–7. https://doi.org/10.1016/S0025-7753(14)70101-0

Espinoza García, A. S., Martínez Moreno, A. G., y Reyes Castillo, Z. (2021). Papel de la grelina y la leptina en el comportamiento alimentario: evidencias genéticas y moleculares. *Endocrinología, Diabetes y Nutrición, 68*(9), 654–663. https://doi.org/10.1016/j.endinu.2020.10.011

Evert, A. B., Dennison, M., Gardner, C. D., Garvey, W. T., Lau, K., MacLeod, J., Mitri, J., Pereira, R. F., Rawlings, K., Robinson, S., Saslow, L., Uelmen, S., Urbanski, P. B., & Yancy, W. S., Jr (2019). Nutrition Therapy for Adults With Diabetes or Prediabetes: A Consensus Report. *Diabetes care, 42*(5), 731–754. https://doi.org/10.2337/dci19-0014

Filippou, C. D., Tsioufis, C. P., Thomopoulos, C. G., Mihas, C. C., Dimitriadis, K. S., Sotiropoulou, L. I., Chrysochoou, C. A., Nihoyannopoulos, P. I., & Tousoulis, D. M. (2020). Dietary Approaches to Stop Hypertension (DASH) Diet and Blood Pressure Reduction in Adults with and without Hypertension: A Systematic Review and Meta-Analysis of Randomized Controlled Trials. *Advances in nutrition (Bethesda, Md.), 11*(5), 1150–1160. https://doi.org/10.1093/advances/nmaa041

Finicelli, M., Squillaro, T., Di Cristo, F., Di Salle, A., Melone, M., Galderisi, U., & Peluso, G. (2019). Metabolic syndrome, Mediterranean diet, and polyphenols: Evidence and perspectives. *Journal of cellular physiology, 234*(5), 5807–5826. https://doi.org/10.1002/jcp.27506

Franquesa, M., Pujol-Busquets, G., García-Fernández, E., Rico, L., Shamirian-Pulido, L., Aguilar-Martínez, A., Medina, F. X., Serra-Majem, L., & Bach-Faig, A. (2019). Mediterranean Diet and Cardiodiabesity: A Systematic Review through Evidence-Based Answers to Key Clinical Questions. *Nutrients, 11*(3), 655. https://doi.org/10.3390/nu11030655

Forero Bogotá, M. A., y Gómez Leguizamón, M. (2021). Determinantes fisiológicos y ambientales de la regulación del control de la ingesta de alimentos. *Revista de Nutrición Clínica y Metabolismo, 4*(1), 85–93. https://doi.org/10.35454/rncm.v4n1.170

Fuglestad PR, Jeffery RW, Sherwood N. (2012). Lifestyle patterns associated with diet, physical activity, body mass index and amount of recent weight loss in a sample of successful weight losers. Int J Behav Nutr Physical Activity; 9:79. Gaforio, J. J., Visioli, F., Alarcón-de-la-Lastra, C., Castañer, O., Delgado-Rodríguez, M., Fitó, M., Hernández, A. F., Huertas, J. R., Martínez-González, M. A., Menendez, J. A., Osada, J., Papadaki, A., Parrón, T., Pereira, J. E., Rosillo, M. A., Sánchez-Quesada, C., Schwingshackl, L., Toledo, E., & Tsatsakis, A. M. (2019). Virgin Olive Oil and Health: Summary of the III International Conference on Virgin Olive Oil and Health Consensus Report, JAEN (Spain) 2018. *Nutrients, 11*(9), 2039. https://doi.org/10.3390/nu11092039

Gangwar, R. S., Bevan, G. H., Palanivel, R., Das, L., & Rajagopalan, S. (2020). Oxidative stress pathways of air pollution mediated toxicity: Recent insights. Redox biology, 34, 101545. https://doi.org/10.1016/j.redox.2020.101545

Ge, L., Sadeghirad, B., Ball, G., da Costa, B. R., Hitchcock, C. L., Svendrovski, A., Kiflen, R., Quadri, K., Kwon, H. Y., Karamouzian, M., Adams-Webber, T., Ahmed, W., Damanhoury, S., Zeraatkar, D., Nikolakopoulou, A., Tsuyuki, R. T., Tian, J., Yang, K., Guyatt, G. H., & Johnston, B. C. (2020). Comparison of dietary macronutrient patterns of 14 popular named dietary programmes for weight and cardiovascular risk factor reduction in adults: systematic review and network meta-analysis of randomised trials. *BMJ (Clinical research ed.), 369*, m696. https://doi.org/10.1136/bmj.m696

Godos, J., Zappalà, G., Bernardini, S., Giambini,I., Bes-Rastrollo, M., & Martinez-Gonzalez, M., (2017) Adherence to the Mediterranean diet is inversely associated with metabolic syndrome occurrence: a meta-analysis of observational studies, International Journal of Food Sciences and Nutrition, 68:2, 138-148, DOI: 10.1080/09637486.2016.1221900

Gómez-Zorita, S., y Urdampilleta, A. (2012). El GLUT4: efectos de la actividad física y aspectos nutricionales en los mecanismos de captación de glucosa y sus aplicaciones en la diabetes tipo 2. *Avances en Diabetología, 28*(1), 19–26. https://doi.org/10.1016/j.avdiab.2012.02.003

González-Jiménez, E., y Schmidt Río-Valle, J. (2012). Regulation of dietary intake and energy balance: factors and mechanisms involved. *Nutrición hospitalaria: órgano oficial de la Sociedad Española de Nutrición Parenteral y Enteral, 27*(6), 1850–1859. https://doi.org/10.3305/nh.2012.27.6.6099

Granda-Orive, J. I., de Granda-Beltrán, A. M., y Segrelles-Calvo, G. (2017). Relación de la leptina, la orexina, el péptido YY y el ghrelin con la recaída al dejar de fumar. Archivos de Bronconeumologia, 53(10), 543–544. https://doi.org/10.1016/j.arbres.2017.04.017

Hall, K. D., Sacks, G., Chandramohan, D., Chow, C. C., Wang, Y. C., Gortmaker, S. L., & Swinburn, B. A. (2011). Quantification of the effect of energy imbalance on bodyweight. *Lancet (London, England)*, 378(9793), 826–837. https://doi.org/10.1016/S0140-6736(11)60812-X

Haverinen, E., Fernandez, M. F., Mustieles, V., & Tolonen, H. (2021). Metabolic Syndrome and Endocrine Disrupting Chemicals: An Overview of Exposure and Health Effects. International journal of environmental research and public health, 18(24), 13047. https://doi.org/10.3390/ijerph182413047

Hemler, E. C., & Hu, F. B. (2019). Plant-Based Diets for Cardiovascular Disease Prevention: All Plant Foods Are Not Created Equal. *Current atherosclerosis reports*, *21*(5), 18. https://doi.org/10.1007/s11883-019-0779-5

Hernández, M. (2013). *Salud Pública Teoría y Práctica*. Manual Moderno.

Hernández Ruiz de Eguilaz, M., Martínez de Morentin Aldabe, B., Almiron-Roig, E., Pérez-Diez, S., San Cristóbal Blanco, R., Navas-Carretero, S., y Martínez, J. A. (2018). Influencia multisensorial sobre la conducta alimentaria: ingesta hedónica. *Endocrinología, Diabetes y Nutrición, 65*(2), 114–125. https://doi.org/10.1016/j.endinu.2017.09.008

Irshad, K., Rehman, K., Fiayyaz, F., Sharif, H., Murtaza, G., Kamal, S., y Akash, M. S. H. (2021). Role of heavy metals in metabolic disorders. En *Emerging Contaminants and Associated Treatment Technologies* (pp. 203–219). Springer International Publishing.

Ivanova, S., Delattre, C., Karcheva-Bahchevanska, D., Benbasat, N., Nalbantova, V., & Ivanov, K. (2021). Plant-Based Diet as a Strategy for Weight Control. *Foods (Basel, Switzerland)*, *10*(12), 3052. https://doi.org/10.3390/foods10123052

Kahleova, H., Salas-Salvadó, J., Rahelić, D., Kendall, C. W., Rembert, E., & Sievenpiper, J. L. (2019). Dietary Patterns and Cardiometabolic Outcomes in Diabetes: A Summary of Systematic Reviews and Meta-Analyses. *Nutrients*, *11*(9), 2209. https://doi.org/10.3390/nu11092209

Kelaiditi, E., Jennings, A., Steves, C. J., Skinner, J., Cassidy, A., MacGregor, A. J., & Welch, A. A. (2016). Measurements of skeletal muscle mass and power are positively related to a Mediterranean dietary pattern in women. *Osteoporosis international : a journal established as result of cooperation between the European Foundation for Osteoporosis and the National Osteoporosis Foundation of the USA*, *27*(11), 3251–3260. https://doi.org/10.1007/s00198-016-3665-9

Kim, H., Caulfield, L. E., & Rebholz, C. M. (2018). Healthy Plant-Based Diets Are Associated with Lower Risk of All-Cause Mortality in US Adults. *The Journal of nutrition*, *148*(4), 624–631. https://doi.org/10.1093/jn/nxy019

Klepac, P., Locatelli, I., Korošec, S., Künzli, N., & Kukec, A. (2018). Ambient air pollution and pregnancy outcomes: A comprehensive review and identification of environmental public health challenges. Environmental research, 167, 144–159. https://doi.org/10.1016/j.envres.2018.07.008

Koman, P. D., & Mancuso, P. (2017). Ozone Exposure, Cardiopulmonary Health, and Obesity: A Substantive Review. Chemical research in toxicology, 30(7), 1384–1395. https://doi.org/10.1021/acs.chemrestox.7b00077

Konieczna, J., Romaguera, D., Pereira, V., Fiol, M., Razquin, C., Estruch, R., Asensio, E. M., Babio, N., Fitó, M., Gómez-Gracia, E., Ros, E., Lapetra, J., Arós, F., Serra-Majem, L., Pintó, X., Toledo, E., Sorlí, J. V., Bulló, M., Schröder, H., & Martínez-González, M. A. (2019). Longitudinal association of changes in diet with changes in body weight and waist circumference in subjects at high cardiovascular risk: the PREDIMED trial. *The international journal of behavioral nutrition and physical activity*, *16*(1), 139. https://doi.org/10.1186/s12966-019-0893-3

Lamat, H., Sauvant-Rochat, M.-P., Tauveron, I., Bagheri, R., Ugbolue, U. C., Maqdasi, S., Navel, V., & Dutheil, F. (2022). Metabolic syndrome and pesticides: A systematic review and meta-analysis. *Environmental Pollution (Barking, Essex: 1987)*, *305*(119288), 119288. https://doi.org/10.1016/j.envpol.2022.119288

Lankinen, M., Uusitupa, M., & Schwab, U. (2019). Nordic Diet and Inflammation-A Review of Observational and Intervention Studies. *Nutrients*, *11*(6), 1369. https://doi.org/10.3390/nu11061369

Lebel, J. (s/f). UN ENFOQUE ECOSISTÉMICO . Ecosad.org. Recuperado el 5 de enero de 2023, de http://www.ecosad.org/phocadownloadpap/otrospublicaciones/jean-lebel-enfoque-ecosistemico.pdf

Lin, L., Li, T., Sun, M., Liang, Q., Ma, Y., Wang, F., Duan, J., & Sun, Z. (2022). Global association between atmospheric particulate matter and obesity: A systematic review and meta-analysis. Environmental research, 209, 112785. https://doi.org/10.1016/j.envres.2022.112785

Livesey, G., Taylor, R., Livesey, H. F., Buyken, A. E., Jenkins, D., Augustin, L., Sievenpiper, J. L., Barclay, A. W., Liu, S., Wolever, T., Willett, W. C., Brighenti, F., Salas-Salvadó, J., Björck, I., Rizkalla, S. W., Riccardi, G., Vecchia, C. L., Ceriello, A., Trichopoulou, A., Poli, A., … Brand-Miller, J. C. (2019). Dietary Glycemic Index and Load and the Risk of Type 2 Diabetes: A Systematic Review and Updated Meta-Analyses of Prospective Cohort Studies. *Nutrients*, *11*(6), 1280. https://doi.org/10.3390/nu11061280

Loza-Medrano, S., Barza-Gutman, L., Ibañéz-Hernández, M., Cruz-López, M., y Díaz-Flores, M. (2018). Alteraciones moleculares inducidas por fructosa y su impacto en las enfermedades metabólicas. *Revista Médica del Instituto Mexicano del Seguro Social, 56*(5), 491-504. https://www.redalyc.org/journal/4577/457758201010/html/

Malik, V. S., & Hu, F. B. (2022). The role of sugar-sweetened beverages in the global epidemics of obesity and chronic diseases. *Nature reviews. Endocrinology, 18*(4), 205–218. https://doi.org/10.1038/s41574-021-00627-6

Matys, T., Szymańska-Chabowska, A., Poręba, R., Mazur, G., y Gać, P. (2020). Genetic aspects of obesity and metabolic syndrome in people occupationally exposed to arsenic and certain heavy metals. *Medycyna Środowiskowa, 22*(1–2), 29–32. https://doi.org/10.26444/ms/122202

Mathiarasan, S., & Hüls, A. (2021). Impact of Environmental Injustice on Children's Health-Interaction between Air Pollution and Socioeconomic Status. International journal of environmental research and public health, 18(2), 795. https://doi.org/10.3390/ijerph18020795

Manisalidis, I., Stavropoulou, E., Stavropoulos, A., & Bezirtzoglou, E. (2020). Environmental and Health Impacts of Air Pollution: A Review. Frontiers in public health, 8, 14. https://doi.org/10.3389/fpubh.2020.00014

Mazza, E., Ferro, Y., Pujia, R., Mare, R., Maurotti, S., Montalcini, T., & Pujia, A. (2021). Mediterranean Diet In Healthy Aging. *The journal of nutrition, health & aging, 25*(9), 1076–1083. https://doi.org/10.1007/s12603-021-1675-6

Muscaritoli, M., Arends, J., Bachmann, P., Baracos, V., Barthelemy, N., Bertz, H., Bozzetti, F., Hütterer, E., Isenring, E., Kaasa, S., Krznaric, Z., Laird, B., Larsson, M., Laviano, A., Mühlebach, S., Oldervoll, L., Ravasco, P., Solheim, T. S., Strasser, F., de van der Schueren, M., … Bischoff, S. C. (2021). ESPEN practical guideline: Clinical Nutrition in cancer. *Clinical nutrition (Edinburgh, Scotland), 40*(5), 2898–2913. https://doi.org/10.1016/j.clnu.2021.02.005

NORMA Oficial Mexicana NOM-015-SSA2-2010, Para la prevención, tratamiento y control de la diabetes mellitus.

NORMA Oficial Mexicana NOM-037-SSA2-2012, Para la prevención, tratamiento y control de las dislipidemias.

Olea, N. (2022). Disruptores endocrinos y función tiroidea. *Revista Española Endocrinología Pediátrica, 13*(1), 58-63. https://doi.org/10.3266/RevEspEndocrinolPediatr.pre2022.Mar.731

Ordóñez, GA (2000). Salud ambiental: conceptos y actividades. Revista panamericana de salud publica , 7 (3), 137–147. https://doi.org/10.1590/s1020-49892000000300001

Palacios Nava, M. E., Moreno Sánchez, A. R., Paz Román, M. D. P., García García, J. J., & Nava Hernández, R. (2018). Situation of Occupational and Environmental Health in Mexico. Annals of global health, 84(3), 348–359. https://doi.org/10.29024/aogh.2317

Palomer, X., Pérez, A., y Blanco-Vaca, F. (2005). Adiponectin: a new link between obesity, insulin resistance and cardiovascular disease. *Medicina Clínica, 124*(10), 388–395. https://doi.org/10.1157/13072576

Phillips, C. M., Harrington, J. M., & Perry, I. J. (2019). Relationship between dietary quality, determined by DASH score, and cardiometabolic health biomarkers: A cross-sectional analysis in adults. *Clinical nutrition (Edinburgh, Scotland), 38*(4), 1620–1628. https://doi.org/10.1016/j.clnu.2018.08.028

PROYECTO de Norma Oficial Mexicana PROY-NOM-030-SSA2-2017, Para la prevención, detección, diagnóstico, tratamiento y control de la hipertensión arterial sistémica.

Químicos, P. (s/f). PROGRAMA DE LAS NACIONES UNIDAS PARA EL MEDIO AMBIENTE. Saludsindanio.org. Recuperado el 5 de enero de 2023, de https://saludsindanio.org/sites/default/files/documents-files/1401/Evaluacion_Mundial_Mercurio.pdf

Quintanar, J. L., y Salinas, E. (2022). Papel dual de la leptina en la obesidad. *Lux Médica, 17*(50). http://portal.amelica.org/ameli/journal/486/4863044007/html/

Rahman, M. S., Hossain, K. S., Das, S., Kundu, S., Adegoke, E. O., Rahman, M. A., Hannan, M. A., Uddin, M. J., & Pang, M.-G. (2021). Role of insulin in health and disease: An update. *International Journal of Molecular Sciences, 22*(12), 6403. https://doi.org/10.3390/ijms22126403

Rahaman, M. S., Rahman, M. M., Mise, N., Sikder, M. T., Ichihara, G., Uddin, M. K., Kurasaki, M., & Ichihara, S. (2021). Environmental arsenic exposure and its contribution to human diseases, toxicity mechanism and management. Environmental pollution (Barking, Essex : 1987), 289, 117940. https://doi.org/10.1016/j.envpol.2021.117940

Rahman, A., Sarkar, A., Yadav, O. P., Achari, G., & Slobodnik, J. (2021). Potential human health risks due to environmental exposure to nano- and microplastics and knowledge gaps: A scoping review. The Science of the total environment, 757, 143872. https://doi.org/10.1016/j.scitotenv.2020.143872

Rajagopalan, S., Al-Kindi, S. G., & Brook, R. D. (2018). Air Pollution and Cardiovascular Disease: JACC State-of-the-Art Review. Journal of the American College of Cardiology, 72(17), 2054–2070. https://doi.org/10.1016/j.jacc.2018.07.099

Ramezani-Jolfaie, N., Mohammadi, M., & Salehi-Abargouei, A. (2019). The effect of healthy Nordic diet on cardio-metabolic markers: a systematic review and meta-analysis of randomized controlled clinical trials. *European journal of nutrition, 58*(6), 2159–2174. https://doi.org/10.1007/s00394-018-1804-0

Rodríguez-Ramírez, Sonia, Gaona-Pineda, Elsa B, Martínez-Tapia, Brenda, Arango-Angarita, Andrea, Kim-Herrera, Edith Y, Valdez-Sánchez, Andrys, Medina-Zacarías, María Concepción, Ramírez-Silva, Ivonne, & Shamah-Levy, Teresa. (2020). Consumo de grupos de alimentos y su asociación con características sociodemográficas en población mexicana. Ensanut 2018-19. *Salud Pública de México, 62*(6), 693-703. Epub 15 de agosto de 2022.https://doi.org/10.21149/11529

Schraufnagel, D. E., Balmes, J. R., Cowl, C. T., De Matteis, S., Jung, S. H., Mortimer, K., Perez-Padilla, R., Rice, M. B., Riojas-Rodriguez, H., Sood, A., Thurston, G. D., To, T., Vanker, A., & Wuebbles, D. J. (2019). Air Pollution and Noncommunicable Diseases: A Review by the Forum of International Respiratory Societies' Environmental Committee, Part 2: Air Pollution and Organ Systems. Chest, 155(2), 417–426. https://doi.org/10.1016/j.chest.2018.10.041

Sarco-Lira, C., Ferreras, A. C., Triana, P., Requena, D., Triana, J. L., y Triana-Alonso, F. (2015). Efecto de la insulina humana sobre el crecimiento y expresión de proteínas celulares de Klebsiella pneumoniae aislada de pie diabético. *Boletín Sociedad Venezolana de Microbiología, 35*(2), 70–76. https://ve.scielo.org/scielo.php?script=sci_arttext&pid=S1315-25562015000200003

Schwingshackl, L.; Bogensberger, B.; Hoffmann, G.(2018). Diet Quality as Assessed by the Healthy Eating Index, Alternate Healthy Eating Index, Dietary Approaches to Stop Hypertension Score, and Health Outcomes: An Updated Systematic Review and Meta-Analysis of Cohort Studies. *J. Acad. Nutr. Diet*, 118, 74–100.e11. https://doi.org/10.1016/j.jand.2017.08.024

Secretaria de Salud. (2015). Manual De Guía Clínica Para El Tratamiento Del Síndrome Metabólico. México.

Tate DF, Turner-McGrievy G, Lyons E, et al. (2012). Replacing caloric beverages with water or diet beverages for weight loss in adults: Main results of the Choose Healthy Options Consciously Everyday (CHOICE) randomized clinical trial. Am J Clin Nutr. 95(3):555-563.

Vargas-Alvarez, M. A., Navas-Carretero, S., Palla, L., Martínez, J. A., & Almiron-Roig, E. (2021). Impact of Portion Control Tools on Portion Size Awareness, Choice and Intake: Systematic Review and Meta-Analysis. *Nutrients*, *13*(6), 1978. https://doi.org/10.3390/nu13061978

Wan, M. L. Y., Co, V. A., & El-Nezami, H. (2022). Endocrine disrupting chemicals and breast cancer: a systematic review of epidemiological studies. Critical reviews in food science and nutrition, 62(24), 6549–6576. https://doi.org/10.1080/10408398.2021.1903382

Xu, P., Liu, A., Li, F., Tinkov, A. A., Liu, L., y Zhou, J.-C. (2021). Associations between metabolic syndrome and four heavy metals: A systematic review and meta-analysis. *Environmental* Pollution (Barking, Essex: *1987), 273*(116480), 116480. https://doi.org/10.1016/j.envpol.2021.116480

Zhang, Y., Dong, T., Hu, W., Wang, X., Xu, B., Lin, Z., Hofer, T., Stefanoff, P., Chen, Y., Wang, X., & Xia, Y. (2019). Association between exposure to a mixture of phenols, pesticides, and phthalates and obesity: Comparison of three statistical models. Environment international, 123, 325–336. https://doi.org/10.1016/j.envint.2018.11.076

Zubrzycki, A., Cierpka-Kmiec, K., Kmiec, Z., & Wronska, A. (2018). The role of low-calorie diets and intermittent fasting in the treatment of obesity and type-2 diabetes. *Journal of physiology and pharmacology : an official journal of the Polish Physiological Society, 69*(5), 10.26402/jpp.2018.5.02. https://doi.org/10.26402/jpp.2018.5.02

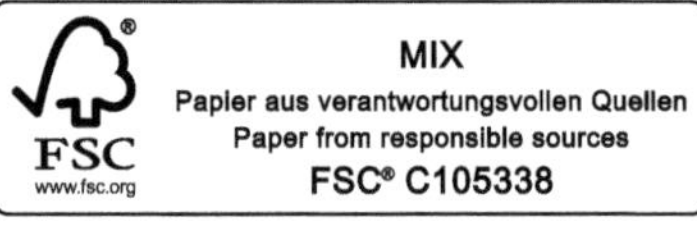

Printed by Books on Demand GmbH, Norderstedt / Germany